U0219893

家有多动症孩子

—父母教练手册—

惠 之／著

建立对多动症的正确认知
找到系统的治疗方案
作为孩子的教练去训练孩子
配备训练要点和实操工具

中国轻工业出版社

图书在版编目（CIP）数据

家有多动症孩子：父母教练手册／惠之著. —北京：中国轻工业出版社，2022.9（2025.1重印）
ISBN 978-7-5184-4037-5

Ⅰ. ①家… Ⅱ. ①惠… Ⅲ. ①儿童多动症－家庭教育 Ⅳ. ①R748 ②G78

中国版本图书馆CIP数据核字（2022）第104952号

责任编辑：林思语　　　　　　　　责任终审：高惠京
策划编辑：戴　婕　林思语　　　　责任校对：刘志颖　　　　责任监印：吴维斌

出版发行：中国轻工业出版社（北京鲁谷东街5号，邮编：100040）
印　　刷：三河市双升印务有限公司
经　　销：各地新华书店
版　　次：2025年1月第1版第2次印刷
开　　本：710×1000　1/16　印张：23.5
字　　数：150千字
印　　数：5001—7000
书　　号：ISBN 978-7-5184-4037-5　　定价：98.00元
读者热线：010-65181109
发行电话：010-85119832　　010-85119912
网　　址：http://www.chlip.com.cn　http://www.wqedu.com
电子信箱：1012305542@qq.com
版权所有　侵权必究
如发现图书残缺请拨打读者热线联系调换
241953Y4C102ZBW

◑ 写在前面的故事

初秋的惠顿夜晚，深邃的天空繁星闪烁，空气凉凉的、润润的，秋虫在低吟。浸泡在如此宁静美丽的环境中，我心里却被各种思绪缠绕，翻江倒海，难以抒怀。17 岁的儿子拽着我一圈又一圈地绕着几乎没有行人、偶尔有汽车开过的小区，急行军似的快步走。儿子一遍又一遍地向我讲述他的各种困扰：关于社交、大学申请、身份认可、信仰，以往的、现在的，以及将来的。很多时候是他自己讲，时不时也邀请我参与分析讨论。我感叹儿子敏锐的洞察能力，同时又纳闷：看起来聪明的他怎么就走不出来？！

一小时、两小时，一天、两天，一周、两周……工作加功课繁忙的我不得不天天晚上陪着儿子几个小时地聊天外加"急行军"，有时候一直走到深夜 12 点……最后，儿子告诉我："妈妈，我不想走了，我感觉生活没有意思。"儿子从焦虑急转到抑郁：他早上起不来床，开始拒绝上学。

此时的我，已经从事亲子教育 14 年，继而在美国学习婚姻与家庭治疗。我和先生自认为非常重视家庭教育，注重亲子关系和花时间陪伴孩子。当孩子出现问题时，我们的第一反应就是：我们做错了什么？！

儿子出生时非常健康可爱，稍大一些就开始备受周围人们的称赞：聪明好学。儿子还没有上小学就可以阅读报纸。记得我还曾作为一名亲子教育专家的身份，给别人分享如何让孩子识字并爱上阅读。儿子上小学时，非常喜欢中国历史和飞机，自己要求买了不少相关的大部头书籍。当然，像许多小男孩一样，儿子上课有时会走神，做作业有时会粗心，也会忘记带作业到学校，不爱整理房间。他和同学相处总体还好，有时不是特别随和。他很有自己的想法，比较较真。到了初中，儿子去了一个以外教为主的学校。很快，老师的评价是：聪明、思维活跃、有创意，如果更加努力、专注、仔细，成绩会有很大提高。三年下来，评价大同小异，基本上都是肯定儿子有能力做得更好——如果能够更加努力。同时，儿子在学校被欺凌的事件也时不时出现，儿子曾强烈地要求转学，或者在家上学。接着，儿子到了美国上高中。高中一年级下学期，学校和我们沟通，建议给儿子做一个测试，看他是否有 ADHD，即注意缺陷 / 多动障碍，也就是多动症*。

我和老公都懵了！注意缺陷 / 多动障碍？怎么可能？！在我们有限的认识里，我们对它的印象就是那些坐不住、静不下来，没有办法专心做事情的孩子。儿子从小就能连续几个小时看那些大部头书啊，怎么会不专注？！再说，我们也担心这样的标签一旦被贴上，会影响孩子的自我认知。还好，也许美国对 ADHD 的认知度比较高，儿子告诉我们他有不少同学有 ADHD，他愿意接受测试。经测试发现，儿子果然有 ADHD，还有焦虑症。当测试的医师提出是否愿意尝试药物治疗时，我和先生想都没想，就断然拒绝了，因为我们对药物有成见。俗话说，是药三分毒。我们怎么能在孩子青春期正发育的时候去给他"下毒"呢！

---

* 多动症的英文全称是 Attention-Deficit / Hyperactivity Disorder，即注意缺陷 / 多动障碍。本书在谈到多动症时，均使用其英文缩写，即 ADHD。

特别感恩，在儿子很艰难的这个时期，我正在学习婚姻与家庭治疗。其实，当时学习婚姻与家庭治疗，从来就没有想过自己会进入ADHD领域。我记得学习后的第一个月，就接触到了ADHD的症状和原因话题。接下来，随着深入了解，我发现在美国，无论是ADHD认知度还是治疗资源的丰富程度，都是国内远远不能相比的！当我向不同的教授、有经验的心理学家和治疗师了解ADHD时，吃惊地发现他们的孩子有不少都被诊断为ADHD！很多ADHD的人同时被诊断有焦虑、抑郁，或者其他心理障碍。据美国疾病控制及预防中心辖下的国家传染病中心2011年的数据统计，4—17岁被诊断为ADHD的青少年比例高达11%。从此，一个新世界向我打开。我从羞于启齿自己儿子被诊断为ADHD，到积极主动地去了解和寻找该领域的各种资源，关注发展动向和治疗手段，最后更主动地学习专业知识，投身这个领域。

儿子高中时曾精神极度低落而无法上学。凭着有一定专业知识，我积极为儿子寻求药物和心理治疗等各种治疗手段，练习无条件地爱儿子和支持他。非常感恩，最终儿子从无法上学到完全独立地成功申请到自己心仪的大学，并被免去大部分学费，这些事情就发生在半年的时间里。

每一个孩子都是独一无二的，但不是所有的父母都真正清楚自己孩子的独特性，特别是有挑战的孩子。比如面对ADHD的孩子，孩子的独特性往往容易被孩子的行为问题所淹没。当父母或养育者沉浸在对没有管教好孩子的自责和对孩子问题行为的指责中，以及对自身处境深感焦虑和无奈时，许多父母对孩子出生前和刚出生后的各样憧憬，很快被打破，只求孩子能够平平安安，有基本生存能力就行。当儿子处在前面所描述的情形时，我就曾经冒出这样的念头：儿子能高中毕业吗？只要孩子平平安安，毕业不毕业都不重要了。"你很特别"，这是我常常去教导和安慰别人的话，而面对自己的处境，它更像一碗心灵鸡汤，中听不中用。

这些年，我接触了大量的 ADHD 专业人士，同时，通过我和我的团队"爱到底家庭支持中心"，我们服务了成千上万的 ADHD 家庭，包括公益直播讲座、教练培训、团体训练、一对一 辅导等，我可以很确定地告诉大家，孩子被诊断为 ADHD，这不是父母的养育不当造成的，也不是苦口婆心地劝诫让孩子再努力一些就可以解决的问题。

目前在美国和全世界的主流医学界，普遍认同的观点是，ADHD 更多是天生的，由基因和脑部神经发育所致。家庭教育及环境可以改善或加重 ADHD 的症状，但不会导致 ADHD 的产生。ADHD 的孩子，如果得到及时诊断、有效治疗和积极支持，他们中不少人会成为对整个社会极其有贡献的人。因为这群人往往有创新精神，敢作敢为。一旦他们的长处被很好地发挥，我们的社会就会因为他们而大放异彩。不管是久远一些的达·芬奇、莫扎特和爱迪生，还是和我们生活在同一时代的游泳运动员菲尔普斯、喜剧演员金·凯瑞和维珍航空创始人理查德·布兰森，这些 ADHD 人士的激情和创新精神成了社会的极大财富。

非常抱歉我没有列举有关国内 ADHD 人群中出类拔萃的案例，因为比较难找到相关的资料。我想原因可能是国内对 ADHD 的正确认知，以及对该群体有效治疗的资源比较匮乏，从而导致难以找到这方面的正向案例。

每一个孩子生来就有他的独特性和价值。在帮助自己的孩子，以及这几年帮助 ADHD 人群的实践中，我比较推崇建立在优势理论上的教练辅导，帮助 ADHD 人群充分认识和发挥自己的天赋、兴趣和才干，从而获得成功喜乐的人生。

优势理论并不否认 ADHD 症状会给人们带来各种潜在的风险，而是致力于如何扬长避短，发现他们的独特性和价值。不仅仅是生存下来，而是活出丰盛的生命。

● 致谢

感谢我的先生和两个孩子对我的强有力的支持和鼓励！特别谢谢儿子愿意分享自己的经历——希望有 ADHD 儿童和青少年的家庭少走弯路，正确认识 ADHD，带着信心和盼望度过每一天。

感谢一直帮助和支持我在婚姻家庭治疗和 ADHD 教练专业领域成长的家庭婚姻治疗专家卜博士（Derek Ball）和 ADHD 专家奥尔森博士（Bradley Olson）。

特别感谢巴克利博士对我和"爱到底家庭支持中心"团队的支持。作为国际 ADHD 领域的权威专家，很谦卑、很热心地为我的团队提供及时更新的 ADHD 专业资源，让我在写书过程中能够第一时间了解国际最新的专业动态。

感谢昆明医科大学附一院的副教授梁志中医生，对本书"专业人士如何诊断"和"药物治疗"部分的内容进行了细致又专业的审核工作。

感谢"爱到底家庭支持中心"的卫旭东老师和高培老师，还有"爱到底"平台的各位 ADHD 教练，这本书的出版，离不开你们的工作和支持！

感谢同事于桂敏在本书出版过程中的文字建议和联络工作，以及周紫葳为本书绘制的插图。

感谢中国轻工业出版社"万千心理"的林思语老师对本书提出的富有建设性的意见和专业细致的编辑工作！

目录
Contents

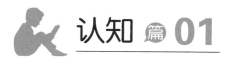

认知 篇 01

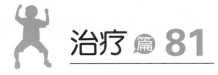

治疗 篇 81

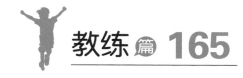

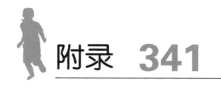

附录 341

认知 Understanding
篇

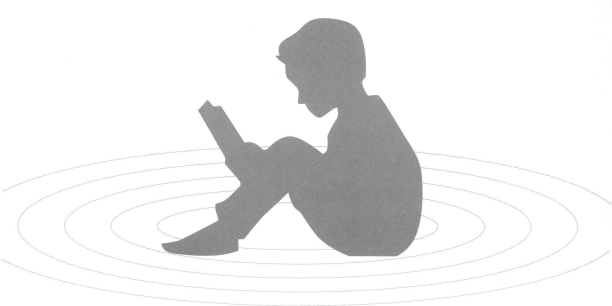

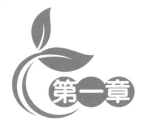

第一章 身为ADHD人士，内心有什么感受？

在美国的一个 ADHD 家长论坛上有一个帖子：

"今天是心碎的一天，并附上一首无名诗。"

无论是家有 ADHD 孩子的父母还是身为 ADHD 的成人纷纷跟帖点赞。因为这是挣扎在 ADHD 困境中的真实感受。

ADHD

Take my hand and come with me,

牵着我的手，到我这里来，

I want to teach you about ADHD.

我想告诉你什么是 ADHD。

I need you to know, I want to explain,

我需要你知道，我想对你解释，

I have a very different brain.

我有一个与众不同的大脑。

Sights, sounds, and thoughts collide.

图像、声音和想法纠缠在一块儿。

What to do first? I can't decide.

先着手哪个？我无法决定。

Please understand I'm not to blame,

请理解我不是在埋怨，

I just can't process things at the same time.

我只是不能同时处理这些事情。

Take my hand and walk with me,

牵着我的手，和我一起走走，

Let me show you about ADHD.

让我告诉你什么是 ADHD。

I try to behave, I want to be good,

我尽力去管理我的行为，我想做好，

But I sometimes forget to do as I should.

但是有时我忘记做我该做的。

Walk with me and wear my shoes,

走进我，感受我所感受的，

You'll see it's not the way I'd choose.

你会看到这不是我想选择的，

I do know what I'm supposed to do,

我知道我应该做什么，

But my brain is slow getting the message through.

但是我的大脑处理这些信息很慢。

Take my hand and talk with me,

牵着我的手，和我一起聊聊，

I want to tell you about ADHD.

我想要告诉你什么是 ADHD。

I rarely think before I talk,

我很少在说话前先想一想，

I often run when I should walk.

我常在该走的时候却跑。

It's hard to get my school work done,

我很难完成学校的任务，

My thoughts are outside having fun.

我的想法都是好玩的却和学习无关。

I never know just where to start,

我永远不知道从哪里开始，

I think with my feelings and see with my heart.

我想什么都是凭感觉，看什么都是凭直觉。

Take my hand and stand by me,

牵着我的手，站到我旁边来，

I need you to know about ADHD.

我需要你知道什么是 ADHD。

It's hard to explain but I want you to know,

虽然很难解释但我想让你知道，

I can't help letting my feelings show.

我忍不住让我的情绪暴露无遗。

Sometimes I'm angry, jealous, or sad.

有时我会愤怒、嫉妒，或者伤心。

I feel overwhelmed, frustrated, and mad.

我会崩溃、沮丧和疯狂。

I can't concentrate and I lose all my stuff.

我无法专注，我丢三落四。

I try really hard but it's never enough.

我很努力尝试但总是做不好。

Take my hand and learn with me,

牵着我的手，和我一起学，

We need to know more about ADHD.

我们需要更多了解 ADHD。

I worry a lot about getting things wrong,

我总担心将事情搞砸，

Everything I do takes twice as long.

我做每件事情都要加倍地努力。

Everyday is exhausting for me...

每天对我来说都筋疲力尽……

Looking through the fog of ADHD.

犹如生活在 ADHD 的迷雾中。

I'm often so misunderstood,

我常被误解,

I would change in a heartbeat if I could.

如果可以我真想立即改变。

Take my hand and listen to me,

牵着我的手,请听我说,

I want to share a secret about ADHD.

我想分享 ADHD 的秘密。

I want you to know there is more to me.

我想要你更多地了解我。

I'm not defined by it, you see.

你知道我并不是被 ADHD 定义的。

I'm sensitive, kind and lots of fun.

我敏感、善良,很有趣。

I'm blamed for things I haven't done.

我因没有干过的事情被人责怪。

I'm the loyalest friend you'll ever know,

你会知道我是最忠诚的朋友，

I just need a chance to let it show.

我只是需要机会让我展示这一面。

Take my hand and look at me,

牵着我的手，请看着我，

Just forget about the ADHD.

忘记 ADHD 这个词。

I have real feelings just like you.

我和你一样有真实的情感。

The love in my heart is just as true.

我心里有真实的爱。

I may have a brain that can never rest,

我可能有一个永远无法休息的大脑，

But please understand I'm trying my best.

但请知道我一直在尽我所能。

I want you to know, I need you to see,

我想要你知道，需要你看到，

I'm more than the label, I am still me!!!!

这个标签无法定义我，我一直是我！！！

我们周围有这么一群人

明明*从小聪明好学，喜欢问为什么，对自己喜欢的东西相当地专注。四五岁就喜欢上了古汉字的演变，开始看一些大部头的书籍。因为明明喜欢学习感兴趣的事情，还特别专注，所以虽然父母发现有时候叫他做什么，他不听也不会立即去执行，做事时常丢三落四，有时脾气急，也不觉得有什么问题。随着年龄的增长，当明明进入初中后，老师常反映他有想法、有创意，可时不时地忘记带作业，粗心，和同学相处有时比较冲动。并且此时明明的成绩开始下滑。但是老师和父母都基本达成共识，只要明明努力一些，认真一些，他的成绩提高是没有问题的。到了高中，当明明被诊断为ADHD时，明明的父母伤心又内疚。伤心，是因为孩子被贴上了"缺陷""障碍"的标签，本来聪明、充满前途的孩子，犹如武林高手一夜之间被废了武功。内疚，是因为身为父母，如果孩子无辜，被错误对待，那么父母肯定有许多值得检讨的地方。明明父母开始极力回忆和检讨自己以前可能犯下的错误：怀孕时喜欢喝咖啡，母乳喂养时间短，错过了哪些关键期，没有好好培养孩子的什么能力……

小倩从小安静、懂事、学习努力、爱看书。因为父母工作变动等原因，

---

* 为了保护来访者的隐私，本书中的案例都是在真实案例的基础上，进行了匿名处理和信息加工。

小倩幼儿园和小学期间换了不少学校，也因父母忙而不得不长期待在姥姥家。直到小学高年级，小倩才开始和父母住在一起。虽然父母注意到她做作业粗心，容易分心，用的时间比其他孩子要长，但也没有特别上心。因为小倩学习成绩在班上排中上。小倩表现出对写作的兴趣，作文还得了奖。初中时小倩就读于一所公立中学，成绩中等，文科成绩好，仍然要比其他同学花更多的时间做作业，没有什么好朋友。后来，小倩考入了一所普通高校，开始上课迟到，情绪容易失控，和同学关系紧张。大学毕业后，她就一直待业在家。小倩精神状态不好，虽然有很多想法，但始终无法行动；生活习惯（收拾整理、睡眠等）一团糟。父母一直无法理解为什么小时候那么懂事的孩子变成这样，如果孩子再上进些，努力些……但当小倩被诊断为 ADHD 后，父母又难过又内疚。难过，是因为孩子得病了；内疚，是觉得孩子小时候被安置在姥姥家，错过了发展的关键期……

凤在儿子出生以后，因为儿子常生病，加上凤自己的身体状况也不是很好，就辞职在家带孩子。儿子六年级时被诊断为 ADHD，凤才意识到自己极有可能也是 ADHD。她记得自己小时候上课容易走神，文科成绩更好。高中毕业后，她在父母的建议下学习会计专业。工作以后她常常因为工作不能做到位，频繁换工作。她干得最久、最有成就感的职业是做教育产品的销售，虽然在此期间，她在团队的人际关系上有些吃力。凤有些时候很有热情想要做些事情，可往往很难持久，然后又陷入自责、沮丧的状态。后来她被诊断为抑郁症。西医和中医治疗她都尝试过，也做了心理咨询，效果都不理想。

如果仔细观察，在我们周围，有那么一个庞大的人群（常常 8~10 人中就有 1 个）：

- 他们的粗心和分心，让爸爸妈妈操心；

- 他们中有的人好动、冲动，让爸爸妈妈不省心；

- 他们中间不乏超聪明、有创意的孩子，却常常做事丢三落四让爸爸妈妈抓狂；

- 不仅是孩子，也有很多成年人生活在痛苦和困惑中，一直不知道为什么有能力的自己，常常让周围的人和自己失望……

2018 年 12 月 11 日，在"ADHD 与执行力"微信公众号里，第一篇文章出炉：《惠之妈妈带你认识"多动症" —— 一群被严重误解的人，聪明又散漫！他们渴求理解和帮助！》

没想到几乎一夜之间，后台留言就挤爆：

"谢谢惠之妈妈，终于找到组织。"

"我孩子 9 岁，刚刚被诊断为多动症。我觉得天都快塌下来了，看到您的文章，我看到了一线希望。"

"我是一位在家教育孩子的妈妈，我儿子就是这样聪明又散漫的孩子，我怀疑他是 ADHD；可是我老公和家人都认为是我教育的问题。怎么办？"

"惠之妈妈，我太难了！孩子聪明淘气，被诊断为多动症。我不敢让学校知道，怕孩子被歧视。可是，老师认为我们的家庭教育有问题，朋友也说我太惯孩子。"

"惠之妈妈，我女儿的症状和您在文章中描述的很像，要不要去诊断？可是我老公说我疑神疑鬼。"

"请您坚持推广！我最近被确诊为 ADHD，但我已经快 31 岁了，很多问题终于知道了原因，然而，我的人生似乎早已经被 ADHD 给'毁'了。"

......

多年不联系的朋友找到我：

"儿子被诊断为 ADHD，尝试了感统、注意力训练等方法，花了不少钱，一点儿作用也没有。"

"我家儿子在美国读大学时被诊断为 ADHD；好好的一个懂事的孩子，怎么会呢？正愁着，就看到你的文章了。"

很多做教育，关心子女教育的朋友也纷纷询问：

"我班上一个孩子总坐不住，是你说的多动症？难道不是他调皮，管不住自己吗？"

"你这样讲，感觉是为了给一些孩子找借口和理由啊。"

"这个 ADHD 有这么高的比例吗？现在小孩游戏玩多了，没办法安静下来，所以才这么多人多动！"

"我不同意你这样的说法：你说他们是多动症，一到玩游戏时，什么事情都没有了，一写作业就多动。这就是养育问题嘛。"

"你这样一讲，怎么觉得到处都是 ADHD 啊。比如，本人就是拖延很严重，静不下心来专心做事情，难道我就是 ADHD？！"

　　从 2018 年 12 月"ADHD 与执行力"微信公众号的第一篇文章开始，我和我的团队通过大量原创文章、普及讲座、培训、团体教练课程、个人教练服务、直播采访、线上惠之妈妈朋友圈（家有被诊断／疑似 ADHD 孩子的父母支持群）和全国 ADHD 宣讲日等形式，与国内外家长互动，感慨和收获颇多。"聪明又散漫"的这群人的确被严重地误解多时了。

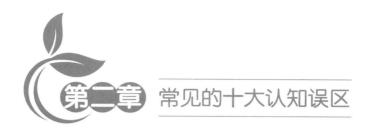

第二章 常见的十大认知误区

● 误区一：ADHD 是真是假

ADHD 是真的吗？ ADHD 所说的分心、多动、冲动等症状每个人多少都有啊！

真相：ADHD 是真的。

一般人可能会在某个时期，某种状态下，比如压力大、身体不舒服、周围环境变化、经历家庭变故等，或多或少出现 ADHD 的一些症状，比如，难以集中注意力、老忘事儿、冲动、情绪起伏大等。但是，ADHD 人群的分心、冲动、情绪起伏等症状，在时间的持续性、程度的严重性和影响生活的范围大小上，都与非 ADHD 人群不可同日而语。这些症状在 ADHD 人群身上，持续、严重地损害了他们多个方面的正常生活功能。

从 20 世纪 90 年代开始，科学家通过正电子发射计算机断层显像技术对脑部活动的检测，发现 ADHD 人群的大脑活动比非 ADHD 人群少大约 10%，大脑皮层比非 ADHD 人群薄 10%（Ratey & Hagerman，2008）。这些成果对 ADHD 的真实性做出了很好的证明。

误区二：ADHD 与个性

ADHD 是个性特点还是脑部发育问题？

真相：ADHD 和脑部发育有关。

虽然尚未得知 ADHD 详细确切的成因，但大量研究显示，ADHD 是神经发育方面的障碍，其主要成因与基因和脑部神经发育有关。与同龄人相比，ADHD 人群呈现出更突出的坐不住、冲动、拖延、情绪容易失控、丢三落四等问题，更多是神经发育障碍导致的症状，而不是个性特点。

误区三：ADHD 与行为问题

ADHD 是为孩子的行为问题找借口吗？

真相：孩子的行为问题，除了因为各种原因故意为之，或者道德方面的问题，还需要区分是否是能力问题。

被诊断为 ADHD 的成人或者孩子，因为脑部神经发育即生理方面的原因，导致执行功能不足，比如反应抑制不足，让他们难以安静和专注；工作记忆不足，让他们容易丢三落四等。ADHD 这种诊断不是为孩子的行为问题找借口，而是真正帮助我们了解孩子的能力所在，从而才能够基于其能力范围来有效训练孩子。

误区四：ADHD 与现代生活方式

ADHD 是现代病，是电视看多了，游戏玩多了。

真相：ADHD 自古就有，其主要成因与基因和脑部神经发育有关，和现代生活方式关联不大。

ADHD 不是现代病。早在公元前 5 世纪，希腊名医希波克拉底就曾提到，有些病人难以集中注意力并且容易冲动。ADHD 诊断的重要指标之一是功能是否受损。在现代社会，尤其在教育体系上整齐划一的标准化和环境，对于 ADHD 人群是不太友好的。他们的执行功能水平难以适应周围学习和生活环境的要求。

⊙ 误区五：ADHD 与年龄的关联

孩子长大 ADHD 就好了，没什么好担心的。

真相：超过 70%~80% 的儿童青少年，其 ADHD 症状会持续到成年。不过，症状可能会发生一些改变，比如多动症状的程度会降低。

以往的观点普遍认为，ADHD 是一种成熟过程的滞后，随着孩子的成熟，ADHD 的症状会逐渐消失。但目前已清楚地发现，大部分被诊断为 ADHD 的儿童，其症状会延续至青春期乃至成年。美国精神医学学会在《精神障碍诊断与统计手册》（Diagnostic and Statistical Manual of Mental Disorders，简称 DSM）第五版中，首次专门对 17 岁及以上的青少年和成人的诊断做出了细分。

⊙ 误区六：ADHD 与外显性

安静的孩子不可能有 ADHD。

真相：外表看起来安静的孩子也可能有 ADHD。

美国精神医学学会在《精神障碍诊断与统计手册》（第五版）中，将 ADHD 症状分为两组，包括注意缺陷和多动及冲动。由此，ADHD 可以细分为 3 种类型：注意缺陷为主型、多动－冲动为主型和混合型。比如注意缺陷为主的 ADHD 孩子，在课堂上看起来在安静听课，不打扰他人，但可能头脑里思绪万千，早就游荡到九霄云外了。许多孩子或者成人，就是因为被外表的安静"迷惑"，而耽误了及早干预与治疗。

● 误区七：ADHD 与专注力

孩子做他喜欢的事情，比如玩游戏就很专注，所以不可能是 ADHD。

真相：ADHD 孩子在做自己喜欢的事情上一般都很专注，有时专注程度甚至超过了非 ADHD 人群。

ADHD 人群做事以兴趣、竞争和紧迫性为导向。如果事情符合这些特点，他们一般会比较专注；但是如果不符合，即使父母、老师或者上级认为很重要的事情，他们也很难专注。另外，ADHD 的实质是执行功能不足，不能仅仅以专注力或者多动、冲动来判断是否有 ADHD。许多父母就是没有认清这点，而耽误了对孩子的及早干预治疗。

● 误区八：ADHD 与管教

这些孩子就是欠揍，不愿意做作业，只要一打就会做。

真相：很多 ADHD 孩子不愿意做作业，往往和其能力的缺乏，即其执行功能不足有关系。

父母需要根据他们的能力和特点来进行有针对性的训练。许多孩子挨打就会做作业，是启动了"紧迫性"这个做事特点（见误区七）；因为不做作业就会挨打，这到了紧急关头。不过，长期以打骂来促使孩子做作业，不仅难以提升其执行功能，容易造成心理创伤，而且会破坏亲子关系，有损父母自身的身心健康。

误区九：ADHD 与教养方式

ADHD 是教养方式的问题。

真相：导致 ADHD 的主要原因与基因和脑部神经发育有关，而不是社会环境因素，包括父母教养方式。

ADHD 孩子的父母常常被外界认为教养方式不当。因为和非 ADHD 人群相比，ADHD 人群的大多数言行举止并不会特别反常或异样，其背后的执行功能不足往往是隐性的，不像感冒发烧或者外伤那样显而易见。所以，人们容易认为 ADHD 所反映出来的症状，与个性、教养或者态度、品格有关。比如 ADHD 人群表现出注意力不集中、做事丢三落四、冲动、好动等行为特征时，人们常常认为他们只要努力和愿意，一定可以改正。

因为障碍是隐性的，不仅外人这样认为，ADHD 孩子的父母也常常为此沮丧自责。面对 ADHD 孩子的种种挑战，父母身处内外重压下，心理和精神健康让人担忧。

误区十：ADHD 与共症

孩子分心多动，在社交和学业上有困难，肯定都是 ADHD 造成的。

真相：孩子面临的这些挑战，可不能都让 ADHD"背锅"。

被诊断为 ADHD 的人中，80% 至少还有一种，50% 有超过两种其他精神健康障碍。换句话来讲，大多数被诊断为 ADHD 的人都可能同时有对立违抗障碍、焦虑症、抑郁症，或者学习障碍等。比如，有大约50%的 ADHD 人群有学习障碍；那么，如果用单一的 ADHD 支持方法和手段，去帮助同时有 ADHD 与学习障碍的孩子，效果就大打折扣。

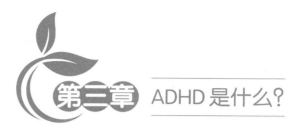

第三章　ADHD 是什么？

ADHD，是英文 Attention-Deficit / Hyperactivity Disorder 的缩写。中文翻译为注意缺陷 / 多动障碍，俗称多动症。ADHD 是神经发育方面的障碍，以注意缺陷和多动 – 冲动的症状为主。ADHD 与智商无关。

目前主流医学界倾向认为，ADHD 的症状实际上可以更准确、全面地概括为执行功能的问题，包括反应抑制、工作记忆、情绪管理、时间管理、持续专注力、计划与优先次序、组织管理、坚持目标、自我认知和灵活变通等。

因为执行功能问题是隐性的，加上 ADHD 临床诊断缺乏具诊断意义的病因学和病理学依据，所以，ADHD 人群很容易被误解为有道德、意志力和责任问题。

ADHD 的研究历史

○ 古代

公元前 5 世纪

ADHD 并不是现代人突然心血来潮发现的一种疾病。生活在公元前 5 世纪的希腊名医，被称为医学之父的希波克拉底就曾提到，有些病人很难集中注意力并且容易冲动这一特征。

1770 — 1775 年

德国医生梅尔基奥尔·亚当·韦卡德（Melchior Adam Weikard）曾以一种缺乏专注的障碍来描述类似 ADHD 病人的行为。有些学者认为他是世界首位在医学文献中提及 ADHD 的医生。

1798 年

苏格兰的医生亚历山大·克莱顿（Alexander Crichton）爵士在他的书《对精神紊乱的性质和起源的探究》（*An Inquiry into the Nature and Origin of Mental Derangement*）中提到，他观察到一些人看起来坐立不安，专注一件事情比较困难，他称之为注意力的疾病。在 18 世纪，有些医学书里记载了一些和现在的 ADHD 症状很符合的孩子，书中用"神经质孩子""神经不稳定""不稳定的神经质孩子""多动"和"兴奋异常"等术语来定义他们。

1845 年

德国医生兼诗人海因里希·霍夫曼（Heinrich Hoffmann）在其所写的有关精神医学的诗里，描写了有关儿童令人无法理解的行为表现，其中有一节"坐立不安的菲利普的故事",所描述的小男孩就具有类似 ADHD 的症状。

➲ 现代

1902 年

英国儿科医生乔治·弗雷德里克·斯蒂尔(George Frederic Still)发现有一群孩子冲动、爱挑衅、无视规则、活力四射、自制力弱,他们的行为问题与环境和家教无关。他所研究的这 20 个孩子的行为问题都出现在 8 岁以前,而且这些孩子都成长在家教良好的家庭环境中。实际上,家教不好的家庭被排除在他的研究范围之外。他怀疑这些孩子的行为问题可能源于他们的身体发育和家族遗传等生理因素。

这的确是一个全新的视角,在当时,人们习惯把行为问题归咎于自由意志等道德方面的原因。因为在当时,孩子的行为问题要么和家教有关,家长或抚养者要承担责任;要么和孩子的道德品格有关,孩子需要承担责任。实际上,即使现在,持有这样观点的也大有人在。

从此医学界开始了长达一个多世纪的研究和争论:是否真正存在这样一个群体?如果存在,他们的行为问题是与教养、道德有关,还是与遗传、神经系统和脑部发育有关?

20 世纪 30 年代

20 世纪 30 年代,有科学家开始比较精确地描述 ADHD 的症状,比如多动、注意力缺乏和冲动,并认为其与生理疾病有关。美国医生查尔斯·布拉德利(Charles Bradley)利用安非他明,一种刺激中枢神经的药物,

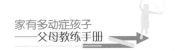

帮助多动孩子保持安静有序。

1955 年

美国食品药品监督管理局批准精神兴奋剂利他林（哌甲酯）的使用。这是目前常用的 ADHD 一线药物。

1968 年

在美国精神医学学会的《精神障碍诊断与统计手册》（第二版）中，ADHD 以"多动冲动障碍（Hyerkinetic Impulse Disorder）"的面目出现。

虽然有不少研究成果发现具有多动、注意力缺乏和冲动症状的人群，即现在被称为 ADHD 的人群，他们的表现和生理机能、脑部发育，以及家族的遗传基因有比较高的关联性。但是，因为没有相关过硬的证据，所以人们常常怀疑这些研究成果是为孩子的行为问题找借口。

1990 年

这种怀疑和争论一直持续到 1990 年。在这一年，美国学者艾伦·萨麦特金（Alan Zametkin）及同事发表了一份划时代的研究报告。他们通过正电子发射计算机断层显像技术对脑部活动的检测，发现 ADHD 人群的大脑活动比非 ADHD 人群减少大约 10%，而且差距最明显的地方，是在大脑前额叶皮层区。这个区域是控制人们行为活动的最重要的阵地。艾伦及同事的研究成果，不仅为以前学术界对 ADHD 的各种猜测和研究做出了很好的证明和补充，而且大大激发了之后人们对 ADHD 更深入的研究。

✔ ADHD 的诊断标准

在谈 ADHD 是什么时,首先需要了解目前世界上常采用的诊断标准。

我国使用的主要标准有三个:世界卫生组织的《国际疾病分类》(International Classification of Diseases,ICD),美国精神医学学会的《精神障碍诊断与统计手册》,中华医学会精神医学分会的《中国精神障碍分类方案与诊断标准》(Chinese Classification of Mental Disorders,CCMD)。

其中临床常用的是美国精神医学学会不定期更新出版的《精神障碍诊断与统计手册》(2013 年发布第五版,即 DSM-5)。该手册是一本在美国和许多国家被最常使用来诊断精神疾病的指导手册。2015 年我国发布的《中国注意缺陷多动障碍防治指南》(第二版)也推荐 DSM-5 的诊断标准,并对 2007 年版进行了修订。

➡ 《精神障碍诊断与统计手册》对 ADHD 的定义及变化

第一版(1952 年)

没有提及 ADHD。

第二版(1968 年)

ADHD 以多动冲动障碍的面目出现。这个多动冲动障碍被认为会导致儿童的注意力分散和坐立不安。但是当儿童成长为青少年后,这些症状会消失或减轻。

第三版（1980 年）

原来的"多动冲动障碍"这一名称变为"注意缺陷障碍（Attention Deficit Disorder, ADD）"，在该条目下有两个分类：有多动特征的注意缺陷障碍，以及没有多动特征的注意缺陷障碍。

1987 年，该手册的第三版进行了修订。修订后的版本将"注意缺陷障碍"修改为"注意缺陷／多动障碍"，伴有 3 个症状：注意缺陷、冲动和多动。

第四版（2000 年）

仍使用 ADHD 这个名称，但清楚表明在其下有 3 个分类：注意缺陷为主型、多动－冲动为主型和混合型。

第五版（2013 年）

名称和诊断标准继续使用第四版的，但是专门对 17 岁及以上的青少年和成人的诊断做了细分。对于 17 岁以下的人群，无论是注意缺陷还是多动和冲动的症状，必须满足 6 个或以上；对于 17 岁及以上的青少年和成人只需要满足 5 个或以上症状就可以。这说明医学界已经确认 ADHD 不仅会发生在儿童和青少年身上，同样会发生在成人身上。

➡ 《精神障碍诊断与统计手册》（第五版）的诊断标准

诊断 ADHD 需要满足以下条件。

第一组：注意缺陷

1. 粗心大意，常不注意细节，爱出错。

2. 难以在工作或活动中持续保持专注力。

3. 心不在焉，不留心别人说话。

4. 难以集中精力听从指示和完成指令。

5. 难以组织、规划和管理好工作和活动。

6. 常常逃避，抗拒需专心进行的工作，譬如做作业或完成报告。

7. 常常丢失东西。

8. 容易被外界吸引而分心。

9. 常常忘记每天该做的事情。

第二组：多动和冲动

1. 坐立不安，譬如手脚多动或在椅子上动来动去。

2. 要求坐的时候会自行离开座位。

3. 在被要求合宜举止的场合，会爬来爬去或跑来跑去。

4. 无法安静地参与游戏或玩耍。

5. 总是动个不停，就像身上"安装了马达"。

6. 话太多。

7. 常常在别人问题还没有问完时就抢答。

8. 在需要轮流进行的活动中难以安静等待，譬如需排队时插队。

9. 常常插嘴或打断别人。

A. 根据上面两组症状，ADHD 可以细分为 3 种类型：注意缺陷为主型、多动－冲动为主型和混合型。

B. 以上症状必须满足 6 项或以上，并且持续至少 6 个月时间。

注意缺陷为主型 ADHD：第一组满足 6 条及以上，并且持续至少 6 个月时间，但不符合第二组症状。

多动－冲动为主型 ADHD：第二组满足 6 条及以上，并且持续至少 6 个月时间，但不符合第一组症状。

混合型 ADHD：第一及第二组分别满足 6 条及以上，并且持续至少 6 个月时间。

C. 其严重程度明显高于多数同年龄段的人群，对社交、学业、工作和生活（至少在两个方面）造成明显的不良影响。ADHD 行为必须在不同环境下都能观察到，而且频繁地发生于学校、家庭、社会和工作环境。

D. 若干症状在 12 岁以前就已经存在（成年时期被诊断，其实在未成年时症状已有，只是未引起注意）。

E. 上述症状的发生要排除精神分裂症或其他精神疾病（情绪障碍、焦虑症、人格障碍或药物中毒）等可能导致这些症状的原因。

F. 对于 17 岁及以上的青少年和成人，至少满足以上 5 个症状。

ADHD 的实质与执行功能

> ADHD 人群不仅仅有外在表现出来的多动、冲动和注意力缺乏等特点。从执行功能的角度去理解更加贴近 ADHD 的实质，同时可以为下一步有针对性的干预提供基本的训练维度。

在现实生活中，ADHD 人群表现出的症状虽然千差万别，但具体表现不仅仅是在注意力和多动、冲动方面，还有诸如情绪管理和自我认知等方面。随着对 ADHD 的深入研究，包括行为科学、脑部神经科学的发展，越来越多的专家倾向于认为，ADHD 的症状实际上可以更准确、全面地概括为执行功能的问题／差异。其中的代表首推拉塞尔·巴克利（Russell Barkley）博士，世界 ADHD 研究的领军人物之一，美国弗吉尼亚联邦大学医学院的精神病学临床教授。他主张美国精神医学学会将 ADHD 更名为执行功能障碍（Excutive Function Disorder）。执行功能这个定义，也是与脑部神经科学对 ADHD 的研究成果相吻合的。因为该人群与非 ADHD 人群的身体差异，主要集中在脑部前额叶皮层负责执行功能的部分。

➲ 执行功能是什么

执行功能包括哪些？这里为大家整理三个在美国最常被引用的说法。

拉塞尔·巴克利博士的 7 种分类

自我觉察：如心智的镜子，观察自己举动的能力；

反应抑制：如心智的刹车，自我控制力；

非言语工作记忆：如心智的眼睛，用过去记忆指引当前事情的视觉想象力；

语言工作记忆：内在对话，提醒自己坚持完成任务；

情绪控制：调整情绪状态的能力；

自我驱动：如心智的燃料箱，能自我驱动以完成工作和任务；

计划和解决问题的能力：决定目标并灵活解决问题的能力。

托马斯·布朗（Thomas Brown）博士的 6 种分类

启动功能：组织管理、确定优先次序和开始着手做事；

专注功能：能够持续对任务保持注意力，并且在有需要的时候能够转移注意力；

付诸努力功能：身体的自控，保存持续的努力和处理信息速度的能力；

情绪管理能力：处理挫折和调节情绪的能力；

记忆功能：善于运用工作记忆并自由存取信息的能力；

行动力：自我审视和自控的能力。

佩格·道森（Peg Dawson）和理查德·奎尔（Richard Guare）博士的 11 种分类

反应抑制：先思考再行动的能力；

工作记忆：在执行任务时能提取储存在记忆系统中的相关信息；

情绪控制：调整情绪状态的能力；

持续专注力：保持专注，不受干扰；

任务启动：能够及时有效开启工作和学习任务；

计划和优先排序：分清轻重缓急，计划达到目标；

组织管理：有效管理物品和工作；

时间管理：估算和分配，以在限期内完成任务；

坚持目标：遇到任何情况都坚持达到目标；

灵活变通：遇到变化，能调整和变通；

自我认知：能够从客观角度看待自己。

这三种执行功能的分类方式总的来说，都大同小异。

用执行功能来解释 ADHD，更加全面准确，更好理解。被诊断为 ADHD 的人就是在这些执行功能上存在不足，表现出与同龄人的差异，从而使他们的生活、工作和学习受到一定程度的负面影响。

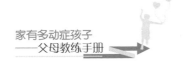

执行功能的具体内涵

下面以布朗博士的 6 种分类来举例说明。

1. 启动功能

组织管理、确定优先次序和开始着手做事（工作或学习任务）。

ADHD 人群中，有的人在收拾、整理自己的物品（比如笔记本、书籍、课桌和房间等）上非常有挑战。杂乱无章，是对他们生活的最好形容。一般来说，家有 ADHD 的孩子，父母免不了为他们收拾、整理房间和书包而抓狂。 有的人可能在管理物品上没有问题，但会在面对许多任务的选择时，无法确定优先次序，比如做作业、干家务和看球赛，不知道该先做哪件，或者错误估计各项任务需要的完成时间。做作业需要 2 小时，他们往往会错误估计为只需要半小时。于是在痛痛快快看了 4 小时球赛后，沮丧地发现，半小时只完成作业的四分之一。有时候即使确定了优先次序，却东晃晃、西摸摸，难以开始着手做事情。

2. 专注功能

能够持续对任务保持注意力，并且在有需要的时候能够转移注意力。

ADHD 人群常常难以持续对一项任务保持专注，即做事容易分心。比如孩子做作业，刚做没多久，铅笔写断了，换笔芯的时候想着明天有自己喜欢的绘画课，课上会遇到自己喜欢的好朋友同桌，于是想着要告诉他刚刚看过的动画片，也许可以画自己喜欢的动画人物，还有上周去的动物园挺好玩的，于是突然想找一下动物园买的毛绒玩具……

ADHD 人群中不少人也会遇到另一个挑战，就是在对一些感兴趣的东西太过于专注，以致需要转移注意力去做另一件事情的时候，难以顺利转换。比较常见的例子是，ADHD 人群中不少人长时间玩电子游戏无法停止，或者对一些感兴趣的东西"过于"专注，很难转换以适应周围环境的要求。比如孩子专注于玩乐高而不愿意吃晚餐，或者专注于改装电脑设备而忽略睡眠。正因为 ADHD 人群在某些情况下有这样过于专注的特点，很多人，特别是父母、老师或工作伙伴，很难理解 ADHD 人群容易分心的特征，往往会误认为他们的分心是不用心等态度方面的原因。

3. 付诸努力功能

身体的自控，保存持续的努力和处理信息速度的能力。

ADHD 人群常常会抱怨在睡眠和保持头脑清醒方面有困难。不少有 ADHD 问题的人在幼儿时就表现出睡眠困难。他们头脑活跃，充斥着各种各样的想法，忙于做自己感兴趣的事情。除非体力耗尽，否则很难入睡。一旦入睡，他们早上很难起床。不少父母分享说无论用何种闹钟，他们的 ADHD 孩子也无法醒过来。即使醒过来，如果没有父母亲自叫他们，他们也很难起床。所以有 ADHD 小孩的家庭，每天早上都像在进行一场激烈的战斗：起床、穿衣、洗漱、吃早餐、到达学校，每一环节都不省心。

孩子因为有父母的帮助，即使早上"战斗"激烈，也可以勉强做到上学不迟到，但成年以后，ADHD 人群因为上班迟到而丢掉工作的例子不在少数。对于 ADHD 人群，他们常常精力很充沛，不会闲着，比如总是在走动、谈话或做事情，一旦他们需要花比较长的一段时间静止不动地坐着阅读、听讲座、上课或开会，就容易变得昏昏欲睡。

ADHD 人群比较擅长短、平、快的任务。如果一项任务比较庞大而复杂，需要保持长时间的持续努力，对他们来讲就比较困难。ADHD 人群还有一项常见的挑战就是写作。他们可能会有很多富有创意的好思路、好点子，但是要将这些思路、点子组织起来，落实到文字上却不容易。他们可能会处理加工得很好，但是相较于其他非 ADHD 人群，速度就比较慢。

4. 情绪管理能力

处理挫折和调节情绪的能力。

虽然在《精神障碍诊断与统计手册》（第五版）中关于 ADHD 的症状描述没有涉及情绪管理方面，但是情绪管理给 ADHD 人群带来的挑战非常普遍。ADHD 人群实际上情绪比较敏感，很容易因为一些小事而被负面情绪所控制。在面对挫折、愤怒、失望、欲望和焦虑等情形时，难以排解和处理情绪，难以理性地去多角度思考，比较容易冲动、钻牛角尖和感情用事。

ADHD 人群中还有些人可能在处理这些情绪方面挑战不大，但常常会陷入"我现在就要"的情绪状态中。比如小朋友看到某个玩具，或者在某些群体游戏中需要排队等待，他的第一个反应就是"我现在就要买（或玩）"，没法忍受等待。

另外，ADHD 人群中相当多一些人会容易陷入过分担心的境况中。比如今天遇到的好朋友没有和他打招呼，他就会浮想联翩，各种负面的猜测和担心占据头脑，无法平静。

5. 记忆功能

善于运用工作记忆并自由存取信息的能力。

人们在学习和工作中，需要在较短的时间里保存和处理已知的和新的信息，大脑处理这个过程形成的一套系统，就是工作记忆。ADHD 人群往往有很好的长期记忆能力,比如他们可能会记得若干年前事情的细节,但是却常常不能记住发生在几分钟以前的事情。他们的短时记忆能力会困扰他们的学习、工作和生活,比较常见的情形有:放学忘记拿书,上学忘记拿做过的作业本;答应要做的事情常常忘记做,让周围人失望;举手回答问题,过会儿被老师点名时,却忘记刚才要回答的内容;晚上为明天要进行的考试复习,第二天坐在课堂上考试时,明明复习了,却忘记该怎么做,考试时间结束几小时或几天后,又突然想起来。这些情形就涉及工作记忆。

一个人的工作记忆能力就像脑部的一个处理器,它会自动将各种信息,无论是脑子里的想法、图片、文字、符号、各种记忆或者做的事情,进行整合、分类和储存。需要这些的信息时,工作记忆就像一个搜索引擎,会自动将需要的信息从不同地方提取出来。即在日常的工作、学习和生活中,良好的工作记忆能力可以帮助我们存取自如。而 ADHD 人群往往深受工作记忆能力不足的困扰,他们明明理解一些东西,却常常在需要使用的时候想/回忆不起来。

6. 行动力

自我审视和自控的能力。

ADHD 人群在行为表现上有多动和不多动之分。生活中常常看到有些被诊断为 ADHD 的孩子非常好动,跑来跑去、爬来爬去、扭来扭去或者动来动去。他们动个不停,说个不停,精力充沛,很难安静下来。不少这样的孩子可能到了青少年或者成人以后,多动这样的外在特征会逐渐减弱,有些却会一直持续到成年以后。当然有不少孩子可能从来就没有多动过，反而他们中的一些人的外在行为表现可能是活力不够、懒散。

ADHD 人群说话做事比较容易冲动，直截了当，不太考虑他人的感受或者事情的后果。在实际生活中，他们可能容易打断他人的谈话、冲动消费、轻率承诺一些事情而事后难以兑现等。

布朗博士总结归纳的这 6 类执行功能，在实际生活中往往"你中有我，我中有你"，彼此协作，无法截然分开。

从执行功能方面描述 ADHD 人群，一方面能比较全面地概括 ADHD 人群在生活、学习、工作中存在的挑战，另一方面也能比较有效地将 ADHD 在生理方面（主要是脑部发育）的原因呈现出来。

ADHD 的成因

ADHD 可以说是在儿童精神病学中迄今为止获得最多并且最深入研究的领域之一。虽然详细确切的成因尚未得知，但大量研究显示 ADHD 是神经发育方面的障碍，其主要原因与基因和脑部神经发育有关，即 ADHD 是天生的，后天的社会环境不会导致 ADHD 的产生，但可能会加重或减轻 ADHD 的症状。

ADHD 与基因

大量的研究数据（Barkley，2016）显示了 ADHD 的基因性及其遗传的特点。

ADHD 具有高度遗传性的特点。比如，如果父母一方被诊断为 ADHD，那么其子女有 ADHD 的可能性是 35%~54%，是父母没有 ADHD 的孩子的 6~8 倍。如果一个孩子有 ADHD，那么他的兄弟姐妹有 ADHD 的可能性是 25%~35%，是兄弟姐妹没有 ADHD 的孩子的 3~5 倍。如果同卵双胞胎的一方有 ADHD，那么另一方有 ADHD 的可能性是 75%~90%。

目前的研究数据显示，可能差不多有 25~44 个基因参与导致 ADHD 的产生。这些基因并非有缺陷或者病变，它们和非 ADHD 人群的基因在本质上没有差别。

为什么这 25~44 个基因会参与导致 ADHD 呢？主要是由于这些基因演变出了不同的版本。比如，在一个 ADHD 的孩子身体里可以看到某个基因加长了的版本；或者是在非 ADHD 孩子身上，某个基因在细胞分裂中可能会自我复制 4~5 个，形成新的排列顺序，而这个相同基因在 ADHD 的孩子身上则可能分裂复制 7 个甚至更多，形成了这个基因的超长版本。这种基因在长度和复制上的变化被称为多态性。这种基因版本的多样性导致了神经递质（化学物质）在脑部传递信息的差异，从而导致 ADHD 人群在脑部执行功能上与非 ADHD 人群的差异。有些时候可能就是这 25~44 个基因中的部分基因一点点排练组合的不同，导致了 ADHD 人群个体症状的差异。

◯ ADHD 与脑部神经发育

在前文对 ADHD 的研究历史的介绍中，谈到美国学者艾伦及其同事于 1990 年发表的一份划时代的研究报告。这份研究通过正电子发射计算机断层显像技术对脑部活动的检测，发现 ADHD 人群的大脑活动比非 ADHD 人群减少大约 10%（Ratey & Hagerman，2008）。而且差距最明显的地方，是在大脑前额叶皮层区。这个区域是控制人们行为活动的最重要的阵地。1990 年之后的二三十年，无论是美国还是世界范围内的主流医学研究成果，都越来越倾向认为 ADHD 的成因和脑部神经发育有相当大的关系。

我们知道，基因支持着生命的基本构造和功能。前面谈到的导致 ADHD 的基因，在脑部发育的过程中参与大脑一些区域，特别是大脑前额叶的构建，从而导致脑部功能（主要是执行功能）的差异或者障碍。

《精神障碍诊断与统计手册》（第五版）也将 ADHD 归入神经发育

障碍。通俗来讲，就是我们看到被诊断为 ADHD 的人群，他们表现出来的症状或者行为和脑部神经的发育有关，特别是大脑皮层——大脑执行"总部"的发育情况。

下面，我们来看看 ADHD 与非 ADHD 人群在大脑发育上的差异。

脑部结构及其成熟度

ADHD 和非 ADHD 人群在脑部结构上没有什么差异。虽然脑部的五个部分：前额叶皮层、前扣带皮层、胼胝体、纹状体和小脑可能涉及参与导致 ADHD 的一些症状。但是两个群体最明显的差异是大脑前额叶皮层的成熟度，即 ADHD 孩子平均要比非 ADHD 孩子晚发育 2~3 年。

大脑皮层由神经细胞组成，大脑皮层发育，就意味着大脑皮层中超过一千亿的神经细胞，复杂且精致地不断发展建立新的连接，从而逐渐变厚的过程。通过大脑的核磁共振显示，ADHD 人群的大脑皮层比非 ADHD 人群要薄，最明显的是负责推理、计划、情感、问题解决等执行功能的前额叶皮层。对一些随着年龄增长而 ADHD 症状消失的人群的检测发现，他们的大脑皮层厚度与同龄非 ADHD 人群相当。

脑部神经递质的差异

我们知道大脑皮层是由神经元组成的。每个神经元分为细胞体和突起两部分，而突起部分又分为两种：树突和轴突。树突短而分支多，其作用是接收其他神经元轴突传来的信息并传给细胞体；而轴突则长而分支少，作用是传出信息给其他的神经元。

有意思的是，神经元之间需要传递信息，但它们之间并没有连接，负责连接的接头，即突触，之间是有间隙的。如何才能让信息进行惊险一跳，

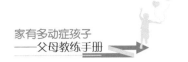

跃过这些间隙，在神经细胞之间顺畅传递呢？

帮助完成这惊险一跳的力量就是神经递质。每个神经元需要自己制造、释放和重新加载神经递质，才能让信息在不同神经细胞之间像光速一样飞快地有效传递。

ADHD 人群的脑部细胞在传递信息方面与一般人群相比有两点差异：一是有时候释放和重新加载神经递质太快，以致神经递质还没有来得及将神经细胞之间的信息进行充分传输；二是制造和释放神经递质的力度不够，以致神经递质无法跃过突触之间的间隙。

人类大脑中有超过 50 种神经递质，而大脑皮层控制人们行为活动，即决定执行功能的主要是两种：多巴胺和去甲肾上腺素。这些神经递质活跃在无数复杂和精确的脑内神经通道中，完成高度分工又合作的信息交流过程，从而让人的大脑，特别是大脑前额叶皮层，像总执行长官一样指挥调度人们进行各种各样的活动。

● ADHD 与其他因素

超过 40 个对不同国家进行的大规模双胞胎研究表明，基因组成的不同，能够解释 60%~70%ADHD 的成因。这些研究同时揭示了一些其他因素可能对 ADHD 的影响，比如孕期的母体感染，包括频繁生病，暴露在铅、汞等重金属环境中，还有吸烟喝酒和面临压力，以及围产期状况等，这些因素可能会影响胎儿的脑部神经发育。这些因素大致对 ADHD 有 20%~25% 的影响，还有 5%~20% 的因素可能和出生后脑部受伤等有关（Barkley，2016）。

对这些双胞胎的研究也包括孩子成长的环境，比如看电视、玩游戏、父母教育问题、父母精神健康问题、孩子所在社区的环境等。有意思的是，研究得出的结论是，这些孩子成长的社会环境因素对导致孩子得 ADHD 的影响甚微。但是，这些社会因素却对孩子是否能够有效适应学习和生活，是否能够发挥自己的优势特质，以及将来是否会发展出焦虑症、抑郁症、对立违抗障碍、行为障碍等有重要影响。

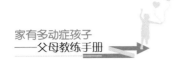

大脑的可塑性

脑部神经发育是非常奇妙的。目前的研究对于了解脑部神经纷繁复杂的连接、运行机制和一些疾患的成因，也只触及皮毛。虽然每个人的基因组成决定了大脑发育的基础框架，但是人脑的神经网络发育要从出生持续到25—27岁才差不多成熟。大脑的发育顺序是从后往前的，靠近额头的大脑前额叶，即掌管执行功能的部位，是最后发育成熟的。这就解释了为什么"年轻人毛手毛脚"。

刚出生的正常发育的婴儿，大脑所有的神经元细胞数量差不多是1000亿，但是神经元细胞上还没有什么突起，相互之间只形成少量突触，估计突触的数量不到成人的三分之一。这意味着脑部神经网络之间的信息交流有限，比如仅仅只能进行一些基本的神经反射等。孩子出生后，一下暴露在一个全新的环境中，随之而来的神经元细胞迅速产生突触，形成大量的网络连接，以促进脑部的信息沟通，即满足身心各方面发育的需要。据估计，出生时每个神经元平均形成2500个突触，到两三岁时达到15,000个，突触数目达到高峰，之后便开始突触修剪过程。

就像花园里的花草需要修剪，大脑里不用的突触也需要被剪除。按照"用进废退"的原则，不用的突触将被剪除，而有用的却增强。比如学习新的技能会让某些神经元的突触联结度更高、更有效。突触数目达到高峰时开始修剪，使脑部的神经网络变得更加精简高效。神经细胞的可塑性就是指大脑神经连接在不断改变，即突触的生成、生长和消亡。

接着，在青春期前，又会迎来大量突触迅速生长的高峰，主要发生在负责执行功能（包括自我控制、计划、组织、情绪控制和判断等功能）的大脑前额叶区域。突触修剪过程从青春期开始一直持续到 25—27 岁，从而创造出更为高效的神经网络、更成熟的大脑。

虽然基因等生理条件很大程度导致了 ADHD 的产生，从而造成 ADHD 人群执行功能方面的先天不足。但是，脑部神经发育在外部环境影响下的可塑性，使我们能够学习并增强各种能力；包括自我管理、组织管理等。著名的"一万小时定律"就是这个道理（即一件事情坚持做一万小时后，就会成为这方面的专家）。

终其一生，人的大脑都是有一定可塑性的，但在童年和青少年时期，是除了在母腹时期以外脑部发育最重要的时期，在这个阶段进行合适的训练，更容易帮助一个人发挥他的优势或天赋，塑造活力人生。

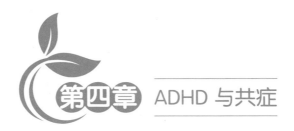

第四章 ADHD 与共症

　　雯雯从初中开始就饱受失眠困扰，多次有自杀冲动，还用圆规尖部划伤自己的手腕。后来，她被诊断为中度抑郁症和焦虑症，休学在家将近一年。雯雯爸爸为了孩子，开始学习教育子女的课程。在学习过程中，第一次听讲师谈到 ADHD。

　　当孩子被确诊 ADHD 后，雯雯的爸爸妈妈突然理解了雯雯从幼年到青春期的种种表现。在幼儿园，雯雯会打小朋友；到了小学阶段，老师说她上课完全走神，不好好听讲，同学关系也不好，不合群；上初中、高中时，她无法专心学习，心理压力大。老师不理解、不喜欢她，她身边没朋友，最后，当父母开始加压后，雯雯垮掉了。雯雯因为被诊断为焦虑症和抑郁症而引起父母的重视，父母却没有想到这是由于 ADHD 引起的。

　　小庆从小就很难入睡。从幼儿园开始，每到春秋季小庆的过敏性鼻炎就会发作，他晚上常常因鼻子堵睡不好觉，还时常发烧。小庆好动，丢三落四，脾气比较急。父母和家里的老人因为小庆身体时常出状况，总是想方设法在各方面呵护他。

在小学阶段，老师反映小庆上课时总爱找小朋友说话，有时还动手打小朋友，被老师批评他还不服气，总找理由。妈妈在家也教育小庆，小庆很委屈，认为大家错怪他。到小学三、四年级，本来成绩在中游的小庆成绩开始下滑，不想做作业。妈妈一说他，他就不耐烦，发脾气。父母因小庆的事情意见不一而常常发生争执。有一次，小庆因不写作业要玩游戏顶撞爸爸，爸爸打了小庆，小庆冲出家门……妈妈在朋友的建议下带小庆去了医院，结果他被诊断为ADHD 和对立违抗障碍。后来妈妈听人说起学习障碍，一对照，怀疑小庆也有学习障碍。

一组来自美国的数据显示，在医院被诊断为 ADHD 的人群中，80% 至少有另外一种精神健康相关的障碍，50% 有两种或以上。ADHD 人群比较常见的共症有对立违抗障碍、焦虑症、抑郁症、品行障碍、学习障碍、双相情感障碍、妥瑞氏症、自闭症、强迫症、物质成瘾障碍、人格障碍。

- 在 ADHD 儿童和青少年中，最常出现的是对立违抗障碍。而被诊断为对立违抗障碍的儿童和青少年中，约 40% 会发展为品行障碍。

- 在 ADHD 儿童中，25%~30% 有焦虑症，在 ADHD 成人中这个数据达到 45% 左右。

- 在 ADHD 儿童中，约 7% 有妥瑞氏症。

- 约 70% 的 ADHD 人士在一生中的某个时点接受过抑郁症的治疗。被诊断为 ADHD 的儿童中，10%~30% 同时有抑郁症。

- 25%~40% 的人被诊断为双相情感障碍的同时有 ADHD，5%~7% 被诊断为 ADHD 的人在一生中会被诊断为双相情感障碍。

- 在 ADHD 儿童和青少年中，20%~60% 有学习障碍。

- 大约 20% 的 ADHD 孩子有自闭症，但症状常常较轻。然而，如果孩子已经有自闭症，至少一半以上的概率会发展成为 ADHD。

除了精神方面的障碍，ADHD 人群往往同时还有身体健康相关的疾病。

- 睡眠障碍。荷兰的一项研究表明，成年 ADHD 人群失眠的比例占 43%~80%；以色列的一份研究报告指出，50% 的 ADHD 孩子有睡眠障碍性呼吸的现象。

- 过敏性鼻炎。关于 ADHD 与过敏性鼻炎的关系，虽然还没有一个比较受认可的结论，但是许多研究，包括我接触到的 ADHD 孩子的案例，都表明这两者有非常高的关联度。

由此看出，大多数 ADHD 人群是多种障碍并存的复杂案例。

为什么会出现这样的情况？有一种解释指出，ADHD 与这些障碍往往有着共同的风险基因。有一项研究通过对数千名患精神障碍与没有精神障碍的人进行基因组扫描后发现，ADHD 与抑郁症、焦虑症和创伤后应激障碍等有较强关联的共同风险基因。

还有一种解释是脑部功能上的关联性。就睡眠障碍来讲，许多控制注意力、记忆力等能力的脑区，同时控制睡眠。比如，影响专注、情绪控制等功能的脑部神经递质，主要是多巴胺和去甲肾上腺素，还有血清素。而血清素同时也负责调节睡眠、心情，还有注意力、记忆力等学习功能。在这样的交叉脑部运行机制下，如果出现一种神经递质无法正常运作，自然会影响受该物质控制的多种功能。

所以，如果要让 ADHD 成人和孩子接受有效治疗，就需要让每一种疾病得到正确的诊断和治疗。

下面就专门介绍几种最常见的 ADHD 共症。

ADHD 与对立违抗障碍

在我接触到的 ADHD 儿童和青少年中，和父母的关系呈现出对立和冲突的状况比较普遍。虽然 ADHD 背后的执行功能（比如情绪控制、反应抑制、灵活变通和自我认知等）不足，会让这些孩子在和父母、老师的互动中呈现出非常大的张力，但是如果孩子的叛逆行为变得失控，就要考虑孩子可能同时有对立违抗障碍。

对立违抗障碍是 ADHD 儿童和青少年最常见的共症。对立违抗，顾名思义，就是拒绝服从权威（尤其是父母）的叛逆行为。当儿童和青少年的叛逆变得极端，以致符合对立违抗障碍的诊断标准时，就说明叛逆行为已经相当严重。

⊃ 对立违抗障碍的症状

《精神障碍诊断与统计手册》（第五版）对对立违抗障碍的症状描述如下。

易怒的心境

- 经常发脾气。

- 经常是敏感的或被惹怒的。

- 经常是愤怒和怨恨的。

对抗的行为

- 经常与权威人士辩论，或儿童和青少年与成人争辩。
- 经常主动地对抗或拒绝权威人士或规则的要求。
- 经常故意惹恼他人。
- 自己有错误或不当行为却经常指责他人。

报复

- 在过去 6 个月内至少有 2 次是怀恨的或报复性的。

对立违抗障碍是一系列敌对、叛逆、情绪化和愤怒的行为模式。这些症状持续6个月以上，对社交、生活、工作和学习等方面造成了负面影响。

巴克利博士强调，如果 ADHD 症状已经开始影响孩子的功能，在 2~3 年内没有被及早诊断和正确干预，ADHD 越严重，情绪越失控，自制力越差，孩子就越有可能发展成为对立违抗障碍。ADHD 孩子比其他孩子出现对立违抗障碍的概率要高 11 倍。

事实上，如果孩子到了 8—10 岁依然对父母有这样一系列叛逆行为，有 80% 的比例会患有其他精神障碍，其中最常见的就是 ADHD。

对立违抗障碍和 ADHD 如果没有很好地得到干预和治疗，其情绪失控的症状容易引发青春期的抑郁和焦虑症；而其对抗的症状容易发展为品行障碍，即一种反社会行为模式，如说谎、偷窃和打架斗殴等。

对立违抗障碍的治疗

如果 ADHD 与对立违抗障碍并存，那么治疗 ADHD 的药物，在有效改善 ADHD 症状的同时，也有助于减轻对立违抗的症状。

除了 ADHD 的基因及相关情绪失调的因素外，对立违抗障碍的成因一半以上与父母教育方式有关。治疗对立违抗障碍是没有药物的。所以，更多是进行家庭治疗或者父母培训，帮助父母学习如何正向与孩子互动，以及如何管教孩子。

巴克利博士在专门针对孩子叛逆行为的两本书（《如何养育叛逆孩子》*《如何养育叛逆青少年》）中提到了导致孩子叛逆行为的 4 个因素：家庭所处的社会环境、父母个人因素（身体和精神健康状况、工作压力等）、父母和孩子的互动模式，以及孩子个人因素（身体和精神健康、个性特质等）。孩子叛逆行为的产生一定是多种因素综合作用的结果。如果孩子有ADHD，那么其父母至少有 25%~35% 比例也有 ADHD。ADHD 父母的情绪化、冲动等特点，势必对养育模式带来负面的影响。比如，ADHD 孩子被 ADHD 父母养育长大，他们的交流互动会比较容易变得情绪化和不自控，这些就会导致亲子冲突和敌对互动模式。

➲ 父母如何做

作为父母，如何改善亲子互动模式以缓解孩子的对立违抗行为？

建立正向互动的关系

- 父母需要从关注孩子的负面行为转向正向行为，从每天至少捕捉一个闪光点开始。

---

* 《如何养育叛逆孩子》由中国轻工业出版社"万千心理"于 2019 年出版。

- 积极营造轻松的亲子关系时间。和孩子一起做他喜欢的事情、谈他感兴趣的事情。

下达简洁具体的指令

父母下达指令时需要：

- 确保孩子保持注意。

- 指令简洁清楚。

- 确保孩子具备执行该指令的技能。

  如果下指令让一个 3 岁孩子去洗自己的衣服，这不合适；下指令让一个 10 岁男孩在有手机的房间里独立写作业，同样不合适。3 岁孩子可以将穿脏的袜子扔到洗衣篮里。如果下指令让 10 岁的男孩在他房间里独立写作业，请事先将手机拿走。

- 指令可视化。

  为了便于孩子记住和理解，避免家长唠叨，可以将指令写下并贴在孩子能看到的地方。

激发做事的动机

孩子一般会做自己喜欢或者感兴趣的事情。要让孩子做他不喜欢的事情，尤其当孩子有 ADHD 或者延迟满足能力弱时，就需要设立人为的激励机制。如何制订激励方法，可根据孩子的年龄，在一定程度上让孩子参与。对于 10 —12 岁以下的孩子，可以通过积分制、代币制；对于青少年，可以制订合同，将责任和奖励机制一一列出。

全家总动员

仅仅让孩子改变，往往收效甚微，因为家庭是一个系统。父母的改变，常常会带来家庭互动的更大改变，有事半功倍的效果。

如果父母期待孩子的一个行为改变，最好是从改变自己开始，从而形成"全家总动员"的良性循环。比如，父母希望孩子吃饭不看手机，不要仅仅盯着孩子，而是全家约定：用餐时，大家的手机放在固定地方，餐桌上不能有手机。

必要时，父母需要寻求专业帮助。正如前文提到的，在影响孩子的叛逆行为的 4 个因素中包含父母的身心健康因素，父母需要在专业人员的帮助下，照顾好自己的身体和精神，学习养育有对立违抗障碍和 ADHD 的孩子所需要的技能。

ADHD 与焦虑症

25%~30% 的 ADHD 孩子会发展出恐惧、担忧、焦虑的模式以及焦虑症的其他关联症状。

焦虑症，可以分为广泛性焦虑障碍和惊恐障碍。《精神障碍诊断与统计手册》（第五版）中对于焦虑障碍的界定更加广泛，包括社交焦虑障碍（社交恐惧）、惊恐发作、广泛性焦虑障碍、广场恐怖症、分离焦虑障碍和选择性缄默症等。主要表现是，对于诸多事件或活动，表现出难以控制的过分焦虑和担心、坐立不安、注意力难以集中、容易疲倦、易怒、肌肉紧张、出现睡眠障碍等。这种焦虑、担心和躯体症状持续一定时间，并且已经严重影响社会生活、工作和学习等重要功能。

ADHD 孩子的执行功能（比如反应抑制、情绪管理、工作记忆、时间管理、灵活变通等）的不足，容易导致他们在社会交往和学业等方面的失败。不断失败的经历，加上缺乏学校和家庭环境的强有力支持，这些孩子常常处于焦虑、担心和恐惧的状态下。比如，除了面对学业上的各种挑战，这些孩子中的50%~70%，还会经历与同伴相处的困难，即被同伴孤立、欺凌，或者他们去欺凌别人。父母也常常因为孩子的学业表现和社会交往困难被投诉和感到困扰。围绕着孩子的教育，夫妻关系、亲子关系、三代关系等都受到影响。当然，焦虑症也有一些基因因素，比如父母有焦虑症，

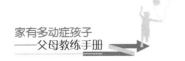

会增加孩子得焦虑症的风险。

如果 ADHD 孩子没有得到及早治疗和干预，他们成人后得焦虑症的概率几乎是儿童期的 2 倍。对于发展迅速的焦虑症，尤其还伴有其他身心症状，父母需要看看孩子是否在学校遭受欺凌，或受到身体、性方面的虐待。

巴克利博士指出，如果 ADHD 孩子得了焦虑症，他们可能变得不那么冲动、不那么愿意冒险，从而可能避免这些冲动行为带来的伤害。但是，焦虑症会增加孩子在青春期和成人期得抑郁症的风险，尤其是在父母或家族有抑郁症和双相情感障碍的病史的情况下。

对于焦虑症，一般是心理治疗加药物治疗。ADHD 与焦虑症共存时，当 ADHD 得到药物治疗，孩子可能对心理治疗更为配合。对于药物使用，由于考虑到神经中枢兴奋类药物有可能加重紧张和焦虑，非神经中枢兴奋类药物，如托莫西汀（择思达）可能为首选药物。

关于焦虑症的治疗，还必须考虑在家庭关系中，父母的焦虑对孩子的影响。所以，更建议采用家庭治疗的方式，从家庭系统着手，不仅帮助孩子，还需要帮助父母来应对焦虑。比如，帮助父母建立正确认知，学习如何以鼓励、赞赏等积极的互动方式来改善孩子的行为。

🌱 ADHD 与抑郁症

近年来，抑郁症越来越引起公众关注。抑郁症包括重性抑郁障碍、持续性抑郁障碍和其他抑郁障碍。症状主要表现为心境低落、思维迟缓、意志活动减退、认知功能损伤，躯体症状包括睡眠障碍、食欲减退、身体部位疼痛等。不过抑郁症与 ADHD 的关联性却并不为公众所知。

请看一组来自美国多动症儿童协会的数据：

- 30%~40% 的抑郁症孩子和成人同时患有 ADHD；
- 大约 70% 的 ADHD 人群在一生中，某个阶段接受过抑郁症的治疗；
- ADHD 和抑郁症共存，自杀率是单独患有抑郁症的 5 倍。

由于 ADHD 和抑郁症有共同的风险基因，所以，从基因层面来说，如果 ADHD 没有得到及早的治疗和干预，会增加同时患抑郁症的风险。

在儿童时期，ADHD 儿童因为执行功能不足常常会在社交和学业上受挫。ADHD 儿童所患的抑郁症很少是重度抑郁，更常见是低自尊，不喜欢自己，对娱乐活动也不感兴趣。到了青春期，ADHD 孩子反复经历更多挫折或者创伤，发展为重度抑郁症的概率会比较高。

抑郁症可能会使孩子有自杀的意念，但相对于非 ADHD 人群，ADHD 的冲动可能会使他们更容易尝试自杀行为。而自杀意念或自杀企图的高风险区间是在高中或成人早期。

当抑郁症与 ADHD 共存时，如果抑郁症状相对比较轻，可以先治疗 ADHD。因为 ADHD 症状比抑郁症症状对生活的干扰更大；并且及早治疗 ADHD，有时可以减轻抑郁症症状，以及降低进一步发展为更为严重的抑郁症的风险。当抑郁症比 ADHD 更严重，尤其是出现了睡眠和饮食障碍症状，或已经产生自杀意念或尝试自杀时，那么先治疗抑郁症。可以用抗抑郁症药和心理治疗结合的方法。一旦抑郁症的风险降低，再继续治疗 ADHD。一般医生可能会在治疗抑郁症的方案中加入 ADHD 药物。

关于抑郁症的治疗，和焦虑症的治疗一样，还必须考虑家庭的因素。首先，要考虑抑郁症是否有家族遗传。如果父母有抑郁症，父母需要接受治疗。另外，在家庭关系中，要考虑父母情绪对孩子的影响。所以，更建议采用家庭治疗的方式，从家庭系统着手，帮助父母应对自己的情绪，不是用情绪化的管教，而是以积极的互动方式来改善孩子的行为。

ADHD 与感觉统合失调

如今在中国的大多数城市，没有听过感觉统合训练的家长可能不多。父母常问：我的孩子被诊断为 ADHD，要不要去做感觉统合训练？鉴于感觉统合训练方面比较客观的资源不多，在这里多花些笔墨介绍。

➲ 感觉统合是什么？

从感觉统合失调到感觉处理障碍

感觉统合（sensory integration）框架体系的研究，最早由美国南加州大学博士、职业治疗师琼·艾尔斯（Jean Ayres）博士在 20 世纪 70 年代提出。感觉统合指一个人的身体通过听觉、视觉、味觉、嗅觉、触觉、前庭觉和本体觉等核心感觉，系统处理外界各种信息的过程和方式。如果孩子有感觉统合失调（Sensory Integration Dysfunction，简称 SID），就会造成在行为、学习或情绪上的困难。

随着琼·艾尔斯博士及其后继者，包括露西·简·米勒（Lucy Jane Miller）博士在这方面的研究和努力，目前，人们更多以感觉处理障碍（Sensory Processing Disorder, 简称 SPD）来代替感觉统合失调的说法，并有了更科学细致的分类，如图 4.1。

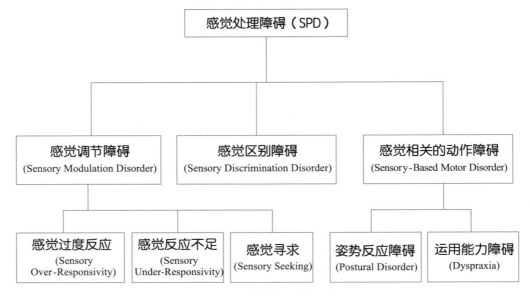

图 4.1　感觉处理障碍分类

SPD 的一些行为特点

1. 逃避感觉刺激

- 对某些声音、气味、味道、物体形态很敏感，而无法安静、拒绝进食和触摸（比如黏性的泥等）；不喜欢被拥抱和触摸；讨厌刷牙、洗头和理发等。

- 不能适应嘈杂拥挤的地方，会发脾气或感到难受。

- 拒绝穿里面带有标签的衣服或者有缝的裤子。

- 因为无法过滤其他人感受不到的噪音，无法专注听讲或做作业。

2. 寻求感觉刺激

- 不断寻求感觉刺激而显得过动。

- 玩耍的时候动作不知轻重，容易做出一些冒险行为。

- 因为对疼痛或刺激不敏感，对他人容易动手动脚，或拿东西毛手毛脚。

- 因为对他人的个人空间不敏感，容易冒犯他人而造成误会。

3. 运动技巧方面的问题

- 精细动作不灵活，比如穿珠、画画等。

- 大动作不协调，比如踢球、玩接球等。

- 不爱活动，动作缓慢。

- 动作笨拙不协调。

不过，SPD 作为一类障碍，至今还没有被列入目前世界医学界较常采用的诊断标准，即美国精神医学学会出版的《精神障碍诊断与统计手册》之中。

对 SPD 为什么不能独立作为儿童发展和行为障碍，美国儿科学会认为主要原因有两个：第一，虽然在 SPD 的诊断和治疗领域上人们已取得不少成果，但是，目前为止，证明其科学有效性的样本和数据有限，不足以满足作为一种独立诊断的要求；第二，SPD 作为一种独立诊断，并没有得到儿科界的广泛认可，因为其描述的许多感觉方面的症状和其他一些障碍重叠，比如自闭症、ADHD、发育性协调障碍、学习障碍和焦虑症等。

美国儿科学会指出，虽然 SPD 已经被纳入 0—3 岁阶段婴幼儿心理健康和发育障碍的诊断分类，但是对年龄更大的儿童和青少年，该诊断及相应的治疗还不被儿科界广泛接受。

SPD 随着长大会自然好转吗？

SPD 与智力无关。目前没有药物可用于 SPD 的治疗，而是通过相应的感觉统合治疗方案来进行干预和训练。中国台湾大学职业治疗系主任曾美惠教授指出："职业治疗（感统训练）主要是在感觉丰富的情景下进行，以帮助这些孩子处理他们对感觉刺激的反应，并协助其做出具功能性的行为反应。"

SPD 可能不会消失，但呈现的一些症状可能会随着年龄增长、身体成熟而减轻，比如，随着脑部发育的日渐成熟，与社会环境互动的影响，孩子在社交和行为方面能够融入社会，或者孩子学会应对 SPD 带来的负面影响。比如，如果孩子对衣服标签敏感，穿衣服时就将标签剪去；无法接受噪音，可以随时戴耳机；处于焦虑环境时知道如何运用一些方式来缓解等。

SPD 与 ADHD

正如前文所述，由于 SPD 的成因病理、诊断和治疗等还存在不少争议，所以翻开关于 ADHD 的书籍和资讯，在提及 ADHD 的共症时，一些主流的 ADHD 领军人物，比如巴克利博士、爱德华·哈洛韦尔（Edward Hallowell）博士以及托马斯·布朗博士等，会谈到学习障碍、对立违抗、焦虑症、抑郁症、自闭症、抽动症等，但鲜有谈到 SPD。

不过，争议并没有影响人们对此的研究和实践。曾美惠教授在谈到这个领域急需设计严谨的研究来评估感统治疗疗效的同时，也指出许许多多 SPD 孩子需求迫切，不能因等待更多的研究成果而延误治疗。

在美国，11% 的 4—17 岁的人群被诊断有 ADHD；5%~16% 的儿童有 SPD。40% 左右的 ADHD 孩子同时有不同程度的 SPD。

那么，如果 SPD 作为一种独立障碍，与 ADHD 的关联和区别是什么呢？

简单说来，ADHD 的分心、多动、情绪波动与脑部神经发育有关，主要是神经递质的传递力度和大脑前额叶的构建（掌管执行功能的部分），这二者与非 ADHD 人群存在差异，而与外在特定的感觉刺激无关。药物和行为训练对孩子有效。

而 SPD 的成因还有不少争议，不过最近的一些研究发现，SPD 人群大脑后部的白质部分与非 SPD 人群存在差异。所以，SPD 呈现出的行为和情绪问题，更多和外在的感觉刺激有关，比如光、声音、气味、味道或者物体的质感。比如，对有的 SPD 孩子（感觉过度敏感型）来说，当刺激物被拿走时，孩子的行为和情绪趋于正常。药物对感觉处理障碍无效。

需要说明的是，对 SPD 的研究，在时间、数量、深度和广度上都远远不及 ADHD，所以目前难以对两者做出准确和客观的对比和分析。

ADHD 和 SPD 是两种独立的障碍，成因和治疗方案不一样。如果孩子两种障碍都有，需要综合评估，看看先从哪一种入手，或者两者的治疗同时进行。

➲ SPD 的诊断和治疗

SPD 的诊断和治疗需由专业人士进行

抛开医学界对 SPD 是否可以作为一种独立诊断及相应治疗有效性的争议，如果抱着开放的心态，将 SPD 作为一种独立诊断，有什么需要注意的呢？

关于 SPD 的诊断及治疗，通过琼·艾尔斯博士和露西·米勒博士等人的研究和完善，已经形成了一套比较完整的理论和实操方法。SPD 的诊断及治疗应该由经过严格训练的专业职业治疗师来做。

由于 SPD 的许多症状和其他障碍有所重叠，如果不是专业人士，很容易造成误诊。比如，ADHD 孩子的一些症状与 SPD 就有不少相似之处，如果没有经过专业训练，治疗者容易将 ADHD 诊断为 SPD，并基于此来治疗，实在是误人子弟。

如果 SPD 作为一种独立诊断成立，那么 ADHD 孩子中的 40% 左右同时有 SPD。自闭症孩子基本上 100% 都有 SPD 的问题。但是，ADHD、自闭症和 SPD 都是彼此独立的障碍，治疗方案不一样。

曾美惠教授也指出，目前很多非专业人员从事 SPD 治疗，即感统训练，这造成了一些不良影响。比如，一些非专业人员将感觉统合治疗操作当作游戏或体能活动，或者给予孩子不恰当的刺激而产生反面效果。

SPD 的诊断和治疗方案

SPD 的症状往往在孩子幼儿园期间就比较容易直观地观察到。比如孩子看起来对噪音和光特别敏感；对穿衣、穿鞋抱怨"太紧""太痒"；老师观察到某孩子与其他同龄孩子相比动作有些笨拙，精细动作（比如拿笔画画）不灵活；在旁人看来没有原因地突然发脾气等。这些症状可能是 SPD 的表现。当然，这些症状也会发生在自闭症孩子身上。另外，也需要排除 ADHD 和焦虑症对孩子的影响。也有可能，你的孩子同时有其中 2~3 种障碍。

那么，如何帮助这些孩子？

1. 家庭如何做

父母需要观察孩子，看看孩子的行为和情绪问题是否与特定外在刺激物有关，是否有一定的固定模式。比如，如果孩子对某些刺激物过于敏感，父母可以避免、限制或适度让孩子暴露在刺激的环境中。

多多鼓励孩子，并提供机会让他们尝试多样性活动。一般孩子的感觉统合能力是在平日生活、运动、游戏和与人互动中点滴发展起来的。

2. 幼儿园／学校如何做

老师和家长积极沟通交流，看看是否可以在教学环境上做些改变。比如，调整座椅或使用一些靠垫，让孩子坐着更舒服或者方便让他们的手脚能够适当动动；如果孩子坐在靠窗的位置，容易被窗外的声音所吸引，可以把他们的座位调离这些地方。

在课堂、课下或者集体活动中，根据观察，去除一些刺激因素，鼓励孩子尝试一些挑战活动，向他们示范如何和小朋友交往，学习了解和尊重他人的空间和界限。

3. 专业人士如何做

如果发现孩子的一些行为严重影响了他们的学习和生活，家长和老师的努力成效不大，那么你需要寻求专业人员的帮助。在美国，一般是由受过专业训练的职业治疗师来帮助评估和制订治疗方案。有时，临床儿童心理学家、儿科医生也会提供行为治疗方案，帮助孩子处理心理情绪问题，这些心理情绪问题可能与 SPD 有关，也可能与 ADHD 和其他障碍有关。

第一，专业职业治疗师会对孩子进行评估。每一个孩子都是不一样的。在进行治疗之前，需要有职业治疗师按照专业规范进行详细的评估。具体包括孩子到底有哪方面感觉处理功能的障碍：听觉、视觉、味觉、嗅觉、触觉、前庭觉还是本体觉？是感觉调节障碍还是感觉相关的运动障碍？职业治疗师会观察你的孩子，并且和你或老师交流，掌握足够的信息来做出诊断。

第二，职业治疗师会和你讨论制订治疗方案，即感统训练方案。治疗方案包括，为孩子量身定制在专门场所的各种针对性活动，以及父母可以在家做的方案。个性化的感统训练方案应该不仅仅只在特定场所进行，也应该包括在家、在生活点滴中训练。比如，感统餐（sensory diet）就是指职业治疗师为孩子设计的，可以在父母的帮助下在家做的感统训练活动。

大家对在专门场所进行的感统训练活动多少有些了解（网上查看非常方便）。我们来看看，父母可以在生活点滴中帮助孩子做的"感统餐"有什么。

职业治疗师琳赛·比尔（Lindsey Biel）和南希·佩斯克（Nancy Peske）在《养育一个有感觉的聪明孩子》（*Raise a Sensory Smart Child*）一书中，给父母提供了许多在家可操作的感统训练。比如，可以设计在日常感统餐中的活动包括：为孩子按摩脚；用震动牙刷；常常可以跳的小型蹦床；在超市推购物车；坐旋转木马；背负重物爬楼梯；咀嚼脆或黏牙的食物；餐前帮助摆放餐具、端盘子等。

南希被诊断为 SPD，具体为弱敏前庭觉、弱敏本体觉和弱敏触觉。她坐不住、冲动和多动，总是喜欢寻求感觉刺激。职业治疗师给她开出的"感统餐"包括：

早上起床

妈妈用很柔软或很重的毯子将南希包裹起来，像玉米卷饼一样。就这样裹得紧紧地将她拖下楼，一方面好玩，另一方面让她感受重压（刺激）的感觉。

早餐 / 午餐

让她用吸管吸饮料，吸管可以帮助她自我舒缓，提供口腔的感觉刺激。午餐配有耐嚼的牛肉干、嚼起来嘎吱嘎吱的生胡萝卜等，这些都可以增加口腔的刺激感。

上学时间

嚼着口香糖，背上加重的背包到学校。当下车要进学校时，她会闭上眼睛，深呼吸，让自己心理上准备好上学。如果有可能早到学校，在操场玩会儿秋千或者爬架子。南希和妈妈有时还会手拉手转几圈。转圈可以帮助刺激南希的前庭觉，这样上课也会更专注。

在教室

和老师沟通好，让南希上课可以手上拿着不发声的软球等玩具，在她的椅子腿上绑上橡皮筋，这样她的脚可以踢橡皮筋，而不会影响他人。

放学以后

进行一些包括湿的或干的不同材质的触摸活动。比如，南希喜欢在沙子里寻找字母拼图，用剃须膏来写字，在她自己用纸箱建造的城堡里写作业。当她需要背诵一些诗时，她会在蹦床上一边蹦一边背诵。

ADHD 与学习障碍

30%~50% 的 ADHD 人群同时有学习障碍；反之亦然，30%~50% 的学习障碍人群同时有 ADHD。没有被诊断和得到及时治疗的 ADHD 和学习障碍孩子，他们的生活、学习和以后的工作、家庭都会受到许多负面影响。同时被诊断为 ADHD 和学习障碍的孩子，在经过对 ADHD 的有效治疗后，可能专注力提升了，但是因为学习障碍的存在，学习方面的提高则非常有限。

➲ 学习障碍不是智力障碍

学习障碍不是智力障碍！相反，学习障碍人群一般具有正常或高于平均水平的智力。事实上，有学习障碍的著名人物不少，比如科学家爱因斯坦、政治家丘吉尔、大导演斯皮尔伯格、演员汤姆·克鲁斯等。

这个人群表现出来的各种学习困难，绝对不是因为他们笨或者不够聪明，而是他们的学习方式和思维模式，与主流学校的教学方式和评估系统严重不适应。比如爱因斯坦，两三岁才会说话，记忆力也不好，很难记住一些很简单的事情；长大成人后，说话要找到适当的词汇仍有困难。但是，这并不妨碍他攻克复杂的数学、物理问题。

➲ 学习障碍的研究历史

对于学习障碍的研究可以追溯到 1877 年。这一年，德国的神经学家阿道夫·库斯毛尔（Adolf Kussmaul）提出了"字盲（word blindness）"，来描述一些智商、视力和说话水平都正常，但在阅读上有困难的人群。1963 年，美国心理学家撒穆尔·柯克（Samuel Kirk）在一次于芝加哥举办的学术会议上，第一次提出"学习障碍（Learning Disability，简称 LD）"，来界定排除了视觉、听觉和智力障碍之外，人们在语言、说话、阅读和社会交往等技能方面的发育障碍。

1996 年，美国神经学家吉尼维尔·伊登（Guinevere Eden）博士及其团队利用功能性核磁共振成像技术，发现有阅读障碍（属于学习障碍的一类）者脑部某些区域与非阅读障碍者不同。2005 年，耶鲁大学医学院的杰弗里·格伦（Jeffrey Gruen）博士及其团队通过研究发现，基因的排列和变异与阅读障碍有强关联。

总的来说，学习障碍人群，是指由于脑部神经系统发育的差异，在听、说、读、写、推理或数学等方面的获取和运用上，与非学习障碍人群不同的学习异常者。其成因排除因视觉、听觉、动作障碍、智力不足或文化、经济等条件造成的学习问题。简单来讲，学习障碍是先天的，但后天的社会因素，比如家庭和学校环境会减轻或加重他们对社会的适应困难。

目前国内对于学习障碍没有确切的数据，根据"中国读写困难现状调查"课题组 2014 年在北京、武汉、济南等地对 2000 多名小学生的筛查，读写困难疑似发生率大约为 11%。

⊙ 学习障碍的症状特征

学习障碍主要包括阅读障碍、书写障碍、计算障碍和视听处理障碍。

其中阅读障碍占比最大。学习障碍不仅影响人们的学习，还影响情绪和行为。

学习障碍者的一些表现

1. 字词识别困难。

2. 容易混淆形近字，或者顺序颠倒。

3. 不按字阅读，按照自己想法随意阅读。阅读速度慢，容易跳行，难以按时完成作业。

4. 难以划出重点、划分段落等。阅读后容易忘记阅读内容。

5. 能够阅读有情节的故事书，难以读懂说明文等。

6. 握笔书写姿势不正确，写字不均匀，字间距不当。

7. 笔顺不正确，字迹潦草。

8. 字混写，分不清 b 和 p，6 与 9 等。

9. 阅读与书写数字困难，容易将 5 与 2、6 与 9 混淆。

10. 数数困难，序数理解困难，计算技能不佳。

11. 把数字颠倒或反向，比如 91 读成 19；运算过程中数字位置排列错误，比如 84−36=52。

以上只是学习障碍者的一些表现特征而已，不能作为测试的标准。有些孩子存在学习困难，但可能并没有达到学习障碍的标准。诊断学习障碍需要经过专业的严格测试，包括智力测试、认知能力测试、语言能力测试和学业测试等。

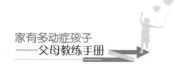

➡ 学习障碍与 ADHD 的区别

ADHD 孩子的分心和不专注，是专注力缺乏的问题，和周围环境有关，比如孩子无法屏蔽一些无关紧要的声音或者出现在周围的人和物。他可能很努力地做功课，但依然容易分心。这类分心可能从孩子很小的时候就容易被观察到，并且在很多场合都有明显表现。

学习障碍的分心和不专注和学习任务等有关。比如，对于老师布置的课堂作业，孩子因为在阅读理解具体的指示或者写字上有困难，所以不愿意做，只好东张西望，做些小动作。所以，这些小动作表现出的分心、走神更多是为了逃避困难。学习障碍者的分心和不专注，常常只会出现在一定的场合，比如出现在做作业或完成特定任务时，在其他场合就没有问题。还有，一些孩子在幼儿园或小学低年级时没有分心、走神的情况，可是一到学习任务比较重而无法应对的高年级，分心、走神、厌学等就会出现。

ADHD 孩子可以通过药物和其他一些方案来减轻 ADHD 带来的负面影响。对于学习障碍则没有有效的药物，更多是通过学校或家庭提供特殊的教育来帮助孩子。

➡ 如何帮助学习障碍者

美国全国学习障碍中心的数据显示，有学习障碍的人群占了整个人口相当大的比例，有的甚至可能超过 20% 。但是，这个群体不容易被老师和家长识别，常常被误认为是不聪明、不努力、不用心或者逃避困难。

没有药物能帮助学习障碍人群，并且学习障碍不会被治愈；但好消息是，如果给予这个群体充分的理解和支持，找到他们学习的特点和方式，家庭和学校形成合力，这些人将发挥出他们的特质和潜力，成为对社会有贡献的人。对于单纯有学习障碍的孩子来讲，最有效的帮助是：除了理解鼓励、提供积极正向的社会环境外，还要根据他们的学习特点来调整教学、辅导和评估方式。

每个有学习障碍的孩子具体情况都不一样，下面是一些可能对孩子有帮助的方法，以供参考。

学校可能提供的帮助

1. 延长考试时间，笔试改为口试等；

2. 减少作业量或需要写的作业；

3. 如果需要在课堂上阅读或写作业，尽量提前给他们，让他们有更多时间准备；

4. 鼓励让所有学生用记号笔等来梳理课文重点；

5. 教课时可以提供一些图像，辅之一些动作，尽可能提供多样化的多感官教学手段；

6. 提供可听的课文；

7. 提供多种选择，包括不同水平的读物和书籍；

8. 教授一些帮助记忆的技巧；

9. 允许他们用计算器做数学题，或者用电脑打字来完成作业；

10. 和家长建立紧密联系，可以用家校联系册等方式，让家长和老师彼此了解孩子在学校和在家的情况。

家庭可能提供的帮助

1. 观察摸索，帮助孩子发现适合他们特点的学习方式，并常常和学校老师进行沟通；

2. 尽可能多地进行亲子共读，营造良好的家庭阅读氛围；

3. 尽可能提供让孩子感兴趣的内容，比如字体读起来比较容易的书籍和各类读物（有声书、大字书等）；

4. 利用各种高科技手段帮助孩子爱上阅读，扬长避短来完成作业。比如可以用电脑打字代替手写，帮助孩子爱上写作；通过角色扮演、听故事、复述故事等方式，练习理解和口头表达能力；

5. 设计综合多感官的多样化学习方式提升和保持孩子的兴趣，挖掘孩子独特的潜力；

6. 永远不要吝啬表扬，学习障碍的孩子迫切需要成功的体验。

学习障碍者有着和非学习障碍者不一样的大脑。当他们被公正积极对待，并得到相应的支持和帮助时，他们的潜力和特质将会大大地发挥出来。

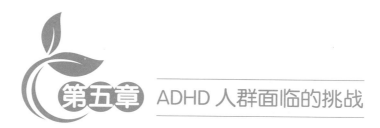

第五章　ADHD 人群面临的挑战

目前国内有 5.6% 的儿童有 ADHD（中华流行病学杂志，2018），在美国 4—17 岁人群中，11% 有 ADHD（美国疾病控制及预防中心国家传染病中心，2011）。被诊断为 ADHD 的孩子，70%~80% 的人其症状会持续到成年，症状可能会发生改变，比如多动的症状程度会降低。

既然 ADHD 在整个人群中数量占比不小，那么我们非常有必要来看看，如果没有被诊断或者没有被有效干预，这个人群一般会面临什么挑战。

ADHD 人群面临的六大挑战

威廉·多德森（William Dodson）博士是美国一位 ADHD 专家，他在职业生涯中接触了上千 ADHD 的案例。他做了一个简单的比喻，ADHD 孩子就像另一个星球的人。他们有自己的神经运行机制以及相应的内在秩序和做事原则。因为完全不在一个频道上，所以，如果没有真正了解 ADHD 人群的行为和情绪背后的真正原因，及其思考和行动的模式，那么，再多的努力也只是暂时有效或者完全无效。

那么，ADHD 人群面临的挑战是什么？是否有一定的模式呢？威廉·多德森博士从 ADHD 人群神经运行机制的角度分析了六大挑战及背后的原因，希望能够帮助人们深刻了解这个人群——无论成人还是孩子——说不出来的痛苦。

1. 为什么 ADHD 人群难以在社会里发挥才能？

ADHD 和智商没有关系，相反，他们中不少人的智商很高。但是，为什么其行为表现却似乎不尽如人意？

占人口大多数的非 ADHD 人群，活在一个"直线型维度"世界里，即凡事都有开始、过程和结束；或者按照过去、现在和将来的序列，来有意、无意地计划、安排和组织各项事务。

可是，ADHD 人群的世界却是"曲线型维度"的，即过去、现在与将来混杂在一起。所有一切都是现在、现在和现在！ADHD 人群活在永恒的"现在"中，所以他们难以从过去的经验中学习教训，或者预见现在的行为可能会导致未来的后果。

我们常常看到 ADHD 孩子"不加思考/不计后果"的冲动行为，其中一个很重要的原因就是，他们很难从以前的经验中学习，因为他们容易活在"永恒的现在"之中。

同样，ADHD 孩子在对学习和生活事务的组织、计划和排序方面，因为缺乏"开始、过程和结束"这样的直线型思维，他们中的很多人常常会出现这样一些情况：很难开始，不知从哪里入手，开始一个项目一会儿又跳入另外一个项目，或者努力同时做几件事。

由于这样曲线型的思维，他们也很难管理时间。时间对他们中的许多人来讲是一个没有意义的抽象概念。因为只有"现在"和"不是现在"，所以，如果父母在这周五告诉孩子做作业，因为下周一要交，这对 ADHD 孩子来讲，基本上等于什么都没有说。

2. 为什么 ADHD 人群容易常常处于压力状态?

相对于非 ADHD 人群，ADHD 人群的五种感官更加敏感，这使他们难以有效屏蔽来自外界的各种刺激，从而导致情感和思维的活跃和不受控（反应抑制能力不足）。这使他们疲于应付各种信息的刺激而分心或心烦，甚至会瞬间脾气爆发。比如，衣服的标签可能让他们心烦意乱，鸣笛声让他们难以忍受，或者一个眼神就让他们情绪失控。

威廉·多德森博士谈到，ADHD 人群的神经系统往往难得有安静休息的时候，因为他们的脑子总在身不由己地接收各种信息。其实，他们从来就不会"缺乏注意力"，而是关注的东西太多，外部的一点声音或头脑里的一个想法就会引起他们的关注和浮想联翩。换句话来讲，只要 ADHD 人群没有遇到他们感兴趣的事情，往往有四五个东西同时在他们头脑里转悠（不是他们想这样或有意识的）。这就好像有四五个人同时对你说话一样，结果谁的话你都没有听清或记住。

当然，ADHD 人群遇到他们感兴趣的事情就会很专注（有时过于专注）。当面对不感兴趣的事务，比如不得不做的工作或作业，不少 ADHD 人士往往习惯于在截止期，即最后一刻来完成作业或任务。从生理上解释，就是制造紧迫感来提高肾上腺素水平，以帮助自己完成这些不得不做的任务。虽然不少人在这种高压下完成任务的质量还不错，但是长期处在这种危机／高压下的生活状态中，还常常伴随着紧张、暴脾气和无视周围人感受的性格特征，难免会被视为人格缺陷。

3. 为什么 ADHD 人群总是不能把事情做好？

无论是非 ADHD 人群还是 ADHD 人群，都会为他们不能做好父母、老师或上级交代的事情而困扰。人们常常会问：这个 ADHD 孩子为什么能把他的乐高玩具和各种汽车模型整理得井然有序，却不能把自己的桌面收拾整齐呢？或者，他在做科学实验的时候可以那么专注认真，却无法坐在座位上认真看书、写作业 10 分钟？

这是因为 ADHD 人群对事务重要性的认识，是以他们个人的兴趣爱好和事情是否有挑战性来决定的。如果个人认定的重要性与他人的产生冲突，他们很难有动力去执行他人的标准。如果该事情在他们看来不重要，即没有趣味和挑战性，他们往往会表现出无聊、无精打采、分心、好争辩、抵触。

但是，一般的人，有时包括 ADHD 人群，也很难认识到他们的这个特点。这也是不少 ADHD 人士伴随一生的沮丧：他们仿佛从来不能确定自己是否能够在他人需要时给予帮助，成为一个承诺守信的人。由于常常被人批评不靠谱和不守信，慢慢地他们也容易开始怀疑自己的能力，并且对自己的为人感到羞愧和自责。

4. 为什么 ADHD 人群总是像马达一样转个不停？

大多数 ADHD 孩子到了青少年时期，身体上外显的活跃度会大大降低。他们的多动特征会隐藏起来，转化为内在的多动。他们中的大多数人依然难以静下心来听他人讲话，专心参与活动，让自己放松片刻，或者晚上安静入睡等。在团体活动中，他们中的许多人会用学习到的社交技巧来掩盖自己走神和不在状态的尴尬。当然，当他们回过神来，往往不知道大家刚才讨论了什么或者发生了什么事情。这些不被他人知晓的状态，常常让他们感到自己和周围环境格格不入，而更容易沉浸在自己的世界里。

5. 为什么 ADHD 人群的组织管理总是比较混乱无序？

ADHD 人群往往工作记忆不足。一个人的工作记忆能力就像脑部的信息处理器。它会自动将各种信息，无论是脑子里的想法，还是图片、文字、符号、记忆或者做的事情，进行整合、分类和储存。当需要这些信息时，工作记忆就像一个搜索引擎，会自动将需要的信息从不同地方调取出来。在日常的工作、学习和生活中，良好的工作记忆能力可以帮助我们存取自如。而 ADHD 人群往往深受工作记忆功能的困扰。这就好像信息处理器出了故障，各类信息变得杂乱无章。当需要某类信息时，无法及时准确地获得。

比如，孩子回家告诉妈妈今天没有家庭作业，他尽兴地玩游戏一直到晚上，睡觉前却突然想起还有一项明天要交的作业没做；头一晚复习好的重点，第二天考试时脑袋一片空白，考完试又突然想起来；明明随手拿了钥匙，却怎么也找不到。

6. 为什么 ADHD 人群往往难以看清自己？

ADHD 人群普遍自我认知度比较低。他们中的许多人可能常常能看清他人，却难以察觉或者意识到自己此时此刻做了什么事，对他人产生了什么影响，以及他人对此事的感受如何。非 ADHD 人群往往会因此误认为他们很冷漠、自大和无情。

由于在社会交往中这个环节的缺失，他们就会难以知晓自己什么地方做错了，以及如何去改正和恢复关系。同样，他们也难以知道自己什么地方做对了，以及如何继续做对的事情。因为这样的特点，ADHD 人群比较难以从经验教训中成长。

由于缺乏正确的自我认知，一方面他们缺乏自信——因为经过许多沉痛的教训（往往太迟），他们发现自己怎么总是犯错，从而对自己的判断充满疑虑和不自信；另一方面，在人际交往中，他们容易情绪化地对他人进行攻击和反驳——因为他们感到自己总是被别人误解和批评。

不同人生阶段面临的不同挑战

ADHD 人群由于执行功能的问题，如果没有得到诊断和及时正确的干预治疗，在人生的不同阶段必然会面临不同挑战。

⊙ 学龄前

ADHD 孩子好动、调皮、冲动。如果在幼儿园，他们往往属于扰乱课堂秩序的那几个孩子，坐不住，想走就走；和小朋友交往时可能会抢东西、打人、发脾气。

在家时比较不好管，父母可能会因为孩子的教育问题产生争执。当然，也有安静的注意缺陷为主型 ADHD 孩子，安安静静地坐在那里走神发呆。

这个时期的挑战主要是行为问题的困扰。

⊙ 学龄期（小学阶段）

课堂上走神、好动，有纪律问题；学习困难，成绩从小学低年级到中高年级逐渐下滑；同伴交往中面临被欺凌或者欺凌他人、被孤立等情形；自尊心、自信心受挫；有不少孩子开始厌学。

父母因为孩子做作业困难、成绩不理想，以及在家难以管教而产生亲子关系冲突、夫妻关系矛盾或者家庭成员之间关系紧张。对立违抗障碍在这个阶段是最常见的共症。

这个阶段的主要挑战有：行为问题、学习困难、同伴关系问题、家庭冲突。

➡ 青少年期

即使不少在小学期间学习还能勉强应付的孩子，此时学业的压力也让他们在学习方面感到越来越吃力。随着身体发育，这个年龄段的孩子对自我形象越来越敏感，学业压力和人际关系的困扰让他们中间的大多数人产生厌学情绪，并且不少人会有不同程度的焦虑症、抑郁症和对立违抗障碍，还有品行障碍。

家庭关系的冲突也越来越明显。不少青少年开始拒绝上学，沉迷网络。

➡ 大学时期

由于大学阶段的学习没有高中时的组织性和父母、老师的监督，他们中的很多人会面临作业和各项任务的拖延，以致成绩不合格甚至无法毕业。在此期间他们容易面对网络游戏和酒精毒品的诱惑而难以自控，在两性交往上也容易冲动而导致对方或自己怀孕。由于对自我缺乏正确认知，学业压力、人际关系困惑以及未来的工作压力，都令他们中的不少人并发焦虑症和抑郁症等精神健康障碍。

➡ 工作以后的成年期

他们做事情不细心、难以持久，容易让人感觉不靠谱，工作变换频率比较高；比较随性，在自我财务管理、有规律的睡眠和运动，以及有节制的健康饮食等方面有困难。很多人对自我认知比较负面，认为自己是失败者，郁郁不得志。他们在两性交往和婚姻关系上容易起冲突；有子女后，在子女教育方法上比较随性、缺章法，难以意识到自己的 ADHD 症状对孩子和配偶的负面影响。

巴克利博士在各种场合的演讲和书籍中，都强调了 ADHD 人群没有得到诊断和干预的危害性，这会导致一系列损伤，几乎影响他们生活的各个方面。比如，他们中的很多人喜爱冒险活动，这常常使他们经历更多的意外伤害。ADHD 儿童在 10 岁以前死亡的概率是正常人的 2 倍。ADHD 成人在 45 岁以前死亡的概率是正常人的 5 倍。

不过，好消息是，如果得到及时的诊断和正确的干预，可以大大降低 ADHD 症状对该人群功能的损伤程度，帮助他们发挥聪明才智，拥有丰盛的人生。

治疗 Treatment 篇

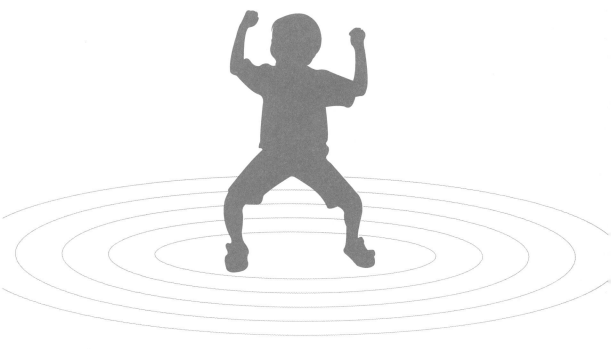

梅是一个 11 岁女孩，有厌学问题。她的父亲在医院工作，非常重视孩子的身心健康。他发现女儿的行为与同龄孩子相比有些不同后，在梅 5 岁、6 岁、8 岁、9 岁和 10 岁时，带着她在北京 5 家顶尖的 ADHD 医疗机构做了评估和韦氏智力测试，结果都被诊断为 ADHD，智商分数在临界值。这位父亲除了纠结要不要给女儿服用药物外，没有做其他的事。终于，在梅 10 岁左右，父亲决定让她开始服药，一年后没有看到效果，又将药物换成了专注达。梅上课不困乏，但不专心听课，玩手机时倒是很精神。

峰是一个 14 岁男孩，小学三年级时就被诊断为 ADHD。当医生征求父母的意见，询问是否给孩子开药时，父母持"是药三分毒"的观点，没有同意。峰从小学高年级开始成绩下滑，到了初中，已经成了全班倒数。峰的父亲还是不承认峰有 ADHD，而是因为他不认真，是态度问题。峰在私立学校读书，为了让孩子有紧迫感，峰的父亲告诉他如果不好好学习，爸爸就不付学费了。峰父母的关系本来就不和谐，因为孩子的事情，关系更加紧张。

辉是一个 13 岁女孩。在最近一两个月里，她常常说"生活没有意思，还不如去死"。因为上课走神、做作业慢，她的成绩下降得很厉害。她在 11 岁的时候被医生诊断为 ADHD。一则当时学习成绩尚可，二则害怕药物的副作用，母亲决定让她做脑电生物反馈，但做了三个月并没有什么效果。由于费用太高，而且被告知 11 岁的年龄偏大，改善有限，所以母亲没有让她继续做下去。进入初中后，辉的成绩在班上垫底。由于没有什么行为问题，老师认为成绩差的原因是孩子不够努力，脑袋不灵光。辉告诉母亲，自己在学校很压抑。在家里，她的情绪常常容易爆发。父亲常常为孩子玩手机和脾气倔而生气，父女关系紧张。母亲为孩子的现状感到非常焦虑。

明是一个 9 岁男孩，从幼儿园开始他就非常好动，常常被老师投诉说上课扰乱秩序。小学一年级时，他上课随意离开座位或者躺在地上。父母不得不带他去医院，他被诊断为 ADHD。父母听从医生的意见，果断让孩子吃药。父母同时也找到一家机构给孩子做心理咨询，还在另一家机构做感统训练。父母非常齐心，尽可能寻找最好的方案去帮助孩子。药物对明上课时能坐住有很大帮助，不过在课堂听讲、在规定时间完成考试和作业、遵守规则等方面他的问题还是很大。另外，长期这样高强度地奔波于训练机构，已经让夫妻俩有点力不从心，再加上看不到明显效果，他们对彼此都有些埋怨。

在接触 ADHD 成人和孩子的过程中，我发现许多人虽然勇敢地下定决心去做诊断，但对于治疗的观念还存在不少误区。一些人虽然诊断及时，但没有进行正确的系统性干预，延误了治疗时机。

比如，上述案例中的梅，父母不了解 ADHD 治疗的系统性和复杂性，将 ADHD 的治疗等同于吃药与否。在峰的案例中，基本上是在得到诊断以后，ADHD 就被抛到一边，父母完全将峰置于对 ADHD 不友好的环境中，不仅没有给予共情和支持，反而雪上加霜。辉的情况也和峰差不多。明的父母对孩子的 ADHD 非常重视，但治疗方向有些偏差。

接下来，我将结合近年来和国内与国外华裔圈 ADHD 人群的互动情况，介绍常见的十大治疗误区。

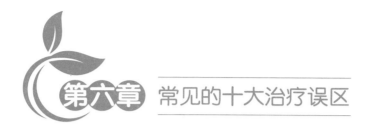

第六章 常见的十大治疗误区

➡ 误区一：ADHD 可以自愈

听说孩子长大就不多动了，好多人都没问题了，静等花开吧。

真相：ADHD 孩子随着年龄的增长，外在的多动等症状会减少，但并不意味着 ADHD 就好了。

随着成长发育，被诊断为 ADHD 的孩子，有 70%~80% 的人的症状会持续到成年。虽然症状可能会发生一些改变，比如多动的症状程度会降低，但 ADHD 的核心，即执行功能不足，会持续造成他们在生活、学习和工作中功能的损伤。

不过，即使有部分孩子长大以后 ADHD 的症状有所改善，或者非常幸运地自愈，但由于没有得到及时的认知、诊断和有效治疗，他们在儿童及青少年时期因为 ADHD 的行为表现，被周围人，包括家人和自己误解，往往可能已经在心里埋下阴影，自信心低落，错失了很多机会。这种伤害往往是隐性的，不易察觉但影响一生。

⊃ 误区二：治疗手段的单一性

哪一种治疗方式适合我家孩子就用哪一种。

真相：有效治疗 ADHD 的方案是建立在优势模式上的整全系统的支持方案。

有效治疗 ADHD 的方案从被诊断那一刻就开始了。孩子得到诊断后，父母需要正确认知和了解 ADHD 到底是什么，做到接纳、同情、怜悯，然后调整对孩子的期待，以优势模式对待孩子，对个体差异持欣赏态度，而不是与他人比较。父母需要个人成长，和孩子的互动关系才会变化。以上这些是基础，接下来才应考虑药物和行为训练。这里说的行为训练，对孩子来讲，更多是指父母和老师受到训练，在适宜的环境下进行有效互动来帮助孩子发展出适合他们的方法和技巧。

当然，除此之外，可以持开放心态去了解一些其他治疗方案，学习辨别哪些是主流医学界认可的科学实证有效的治疗方案，根据自己的精力、时间、经济等因素去权衡。

简单总结，有效治疗 ADHD 的方案，需要建立在优势模式上的整全系统的支持。

⊃ 误区三：是药三分毒

是药三分毒，我担心药物的副作用影响孩子的身体发育。

真相：找到合适的药物，是最直接、最快速地减轻 ADHD 症状的治疗方法。虽然药物可能带来某些副作用，但从目前的研究情况来看，整体上对孩子的成长发育影响不大。

ADHD 药物的作用机制是提高大脑参与自控、专注和动机的神经递质的水平。被诊断为 ADHD 的人服用药物，就如近视的人戴眼镜一样。

根据几十年的研究，长期用药对孩子的体重等身体发育情况并不会有明显影响。短时间内可能会有一些孩子出现体重波动，但是从长期来看这种情况很少。整体来说，相对于药物给 ADHD 孩子在学业提升和人际关系改善等方面带来的正面效果，这些副作用对于许多父母和孩子来讲影响不大或者是可以接受的。

⊃ 误区四：ADHD 与注意力训练

ADHD 既然是注意力缺乏，那肯定需要训练注意力。

真相：ADHD 的实质是执行功能缺陷，而不仅仅是注意力的问题。

许多人误以为 ADHD 仅仅是外在的多动和注意力缺乏。有不少 ADHD 孩子因为外表比较安静，对自己感兴趣的事情很专注，所以父母根本想不到孩子会与 ADHD 有关，甚至在孩子被诊断后，还存有很多疑惑。

ADHD 的实质是执行功能缺陷，包括反应抑制、工作记忆、情绪管理、持续注意力、时间管理、组织管理、优先序和计划、自我认知、灵活变通等能力的不足。

有不少让孩子参加一些机构的注意力训练的父母，会发现孩子在机构做相关的注意力训练时状态不错，但很难将这样的注意力运用在父母和老师关心的学习任务上。

总而言之，帮助 ADHD 人群，更需要在功能受损的具体场景下，针对执行功能进行行为训练。比如，孩子在课堂上难以遵守纪律，行为训练就需要在课堂上进行。

➡ 误区五：ADHD 与感统训练

我担心药物影响孩子的身体发育，听说做感统训练好，就让孩子做感统训练吧。

真相：感统训练针对的是感统失调，ADHD 孩子不一定有感统失调，没有感统失调就不用做感统训练。

如果感统失调作为独立的障碍存在，那么 ADHD 孩子中 40% 左右的孩子同时有感统失调。如果孩子有感觉统合方面的失调，就会造成他们在行为、学习或情绪上的困难。如果怀疑孩子有感统失调，最好找专业的职业治疗师诊断并出具治疗方案。治疗方案包括专业机构训练及在家训练计划。

➡ 误区六：ADHD 可以治愈

我的孩子被诊断为 ADHD，我想找最好的专家，赶紧在孩子小学这两年治好。

真相：目前所有针对 ADHD 的治疗手段，目标并不是治愈，更多是降低症状给 ADHD 人群带来的负面影响。

有 70%~80% 被诊断为 ADHD 的儿童，其核心症状会持续到成年。大量研究显示 ADHD 是神经发育方面的障碍，其原因与基因和脑部神经发育有关。但是对于确切的成因，以及身体发育和社会各方面环境的介入如何影响脑部神经发育，目前还无法做出精确的评估判断。无论是药物还是行为训练，目前的治疗是为了降低 ADHD 症状给该人群带来的生活、学习、工作方面功能的损害。从优势理论出发，治疗的目标不是将 ADHD 人群变为非 ADHD 人群，而是如何帮助这群人发挥他们的优势。

➡ 误区七：孩子被诊断为 ADHD，不能让学校和孩子知道

我担心 ADHD 会给孩子贴上标签，只能瞒着孩子做治疗，当然也不能告诉老师。

真相：有效的 ADHD 治疗是一个系统工程，仅仅父母参与是不够的。

无论告诉与否，ADHD 症状对孩子造成的挑战是真实的。如果隐瞒真相，很多孩子到了青少年期，自尊心和自信心严重受挫，因为他们从小就浸泡在各样有意无意的负面评价中，也不知道为什么无论怎样努力都达不到父母、老师或者自己期望的标准。即使有些 ADHD 孩子的父母偷偷给孩子用药，药物也有效，但仅仅服用药物是不够的。针对性的行为训练，包括对自我的正确认知，都需要孩子主动参与和配合。

同样，学校老师的参与和配合也非常重要。因为 ADHD 孩子的功能受损大多和学校学习有关，所以需要老师配合来针对性地进行行为训练。

那么，如何告诉孩子和老师呢？首先，父母需要有 ADHD 方面的知识储备。其次，父母应根据孩子的年龄和认知，以及老师对 ADHD 的了解程度和教学经验风格来告之。第九章中有详细的介绍。

➡ 误区八：ADHD 与心理治疗

我家 ADHD 孩子频繁被学校投诉，在家里情绪说来就来。赶紧找心

理咨询师去。

真相：ADHD 孩子更多时候是知道但做不到。如果还有情绪障碍等共症，可以去找了解 ADHD 的心理咨询师做咨询。

如果孩子只有 ADHD 一种问题，他呈现的情绪问题，更多是背后的执行功能缺陷导致的，不是心理问题。如果咨询师只是和他讲原因讲道理、教授技能，可能收效有限，因为他是知道但做不到。他需要的是具体场景下针对执行功能的行为训练。如果孩子除了 ADHD，还有情绪障碍方面的问题，可以进行心理咨询，不过最好找了解 ADHD 的心理咨询师。

◯ 误区九：ADHD 与疾病

被诊断为 ADHD 后，孩子很消沉，认为自己得病了，家里老人也天天唠叨说，一个本来活泼的孩子怎么给弄成这样。

真相：ADHD 人群中不乏有成就的，因为一旦找到和自己兴趣、特质相符合的领域，他们的执行功能会大大提升。

ADHD 与智商没有关系，并且 ADHD 人群如果找到自己的兴趣点和独特的做事秩序，他们的执行功能会大大提升。这也是为什么要用优势模式的角度来看待和训练这个群体。优势模式并不否认 ADHD 带来的执行功能的挑战，而是扬长避短，发展一些技巧来应对挑战，从而在自己喜欢和擅长的优势领域发挥长处。

◯ 误区十：孩子是问题中心

孩子有 ADHD，太难搞了。全家人为了孩子，天天累得筋疲力尽。

真相：围绕孩子为中心解决问题，问题往往越来越多，从家庭系统来看待和解决问题是关键。

家有 ADHD 孩子，的确是个大挑战。但如果把全部精力放在孩子身上，全家人以孩子为中心，很多时候不仅 ADHD 症状本身带来的问题不易解决，而且容易造成孩子以自我为中心，滋生其他品格教养问题。

另外，孩子成为问题中心，也很容易掩盖其他问题。孩子成为"替罪羊"，掩盖了如夫妻关系不和谐、亲子关系或者三代同堂造成的关系冲突、父母或其他家庭成员的个人问题等。

在一个家庭中，由于 ADHD 具有高度遗传性的特点，所以孩子被诊断为 ADHD 时，父母一方有 ADHD 的概率是比较高的。这些都需要考虑。

总而言之，从家庭系统来看待和解决问题是关键，比如夫妻关系调整可能比单纯的亲子关系改善会带来更大的效果。有 ADHD 孩子的家庭，在寻求专业支持时，可以寻求了解 ADHD、懂系统治疗的家庭治疗师的帮助。

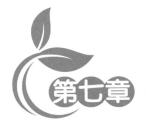

第七章 确诊 ADHD 以后，该怎么办？

下面是一位 ADHD 孩子的妈妈的真实经历。

"昊天妈妈，请加一下我的微信，跟你沟通一下孩子的问题。"浩宇妈妈在微信群里 @ 我。

不用说，我儿子又惹祸了。

儿子上小学还不到半年，班上的家长，有一大半都成了我的微信好友。

一开始，大家说话还都和和气气的。后来，可能发现惹麻烦的总是我儿子吧，态度越来越不客气。

"今天你儿子又打我家孩子了，这已经是第二次了，要是再有下次，我就不客气了！"

"你儿子总抢我女儿的东西，你这个家长怎么当的！能不能管管！"

"我儿子放学说，今天课间，他去上厕所。你儿子突然就朝他肚子踢了一脚，你儿子是不是有病啊！"

……

每天被各种投诉，我快疯了。

说我不管孩子？你来我家看过吗？打的、罚的、定规矩、设界限，能想到的方法我都用遍了，可是，一点效果都没有，我能怎么办呢？

老师已经找过我好多次了，建议让孩子退学。学校生活刚开始就退学！！那他以后怎么办？我知道儿子给大家惹麻烦了，可你们想过我的感受吗？

虽然不愿意接受"有病"的事实，我还是决定带他去医院看看。约了好久的号，终于见到医生了。

医生问了很多问题，又让我们做了各种检查、填写问卷，最后拿到了一张我完全看不懂的报告，医生告诉我：你儿子是 ADHD（多动症）。建议我给儿子服药，配合做感统训练。

我一下子蒙了！难道我的儿子真的"有病"？我怎么也接受不了这个事实。

我恍恍惚惚地回到家，把结果告诉了老公。老公看了一眼诊断报告，问我这些数字都是什么意思。我哪儿知道啊，医生又没跟我说。

老公没好气地说："别瞎折腾了，管好孩子比什么都强！"

瞎折腾？！我在瞎折腾吗？好，那我就折腾给你看！不管花多少钱，只要能把儿子治好就行。我毫不犹豫地给儿子报了感统训练、注意力治疗和脑电生物反馈。

一个月下来，花了上万块。我倒不是心疼钱，主要是孩子好像没什么变化。我的努力怎么真成了"瞎折腾"呢？！

可是请你告诉我，除了瞎折腾，我还能做什么？！

感觉好无助啊！

　　如果确诊以后得到的只是一个结论：是否有 ADHD，或者加上焦虑症、学习障碍等，再附上许多父母看不太懂的检测原始数据报告。那么，这个诊断对很多父母来讲，可能用处不大。因为他们不知道该怎么办，反而感觉被贴上一个标签。最后，医生可能会直接给出用药的建议。还有些父母会面临医生的提问：要不要给孩子服药?

　　但家长不是专业人士，他们并不知道怎么办。

　　目前在国内，当孩子被确诊，父母常常会陷入前文所述的十大治疗误区，并产生如下想法：觉得天快塌下来了，接受不了；对孩子坚决不提，怕给孩子造成伤害；好不容易接受了，于是下定决心，不惜一切代价要把孩子治好。

　　此时，有的父母进入寻医问药的努力阶段：中医、感统训练、注意力训练、脑电生物反馈等。有的父母看了书，储备了一些 ADHD 知识，听说药物和行为训练是目前公认的有效方法，但他们不想让孩子吃药，可行为训练又无处着手，或者想着把孩子送到机构去训练。当然，也有的父母选择"静待花开"，不做处理，期待孩子长大会好些。

　　总而言之，可以用几个词来形容父母此时的状态：无助、焦虑、抓狂、沮丧。

　　对一些父母来讲，确诊还不如不诊断，因为得到诊断以后更焦虑、失望。

　　但是，目前在国内，ADHD 相关的资源有限，能做这方面诊断的医院和医生较少，这一定程度上导致了诊断的困难。即使做出了专业、正确的诊断，医生也难以为父母做解释，或者难以为孩子做全面的评估，因为 ADHD 不仅在诊断上具有复杂性，治疗也不容易。ADHD 不是像"发烧感冒，吃药或者过段时间自然就好"这么简单的事情。

70%～80%ADHD 孩子的症状会持续到成年（只是症状会发生变化）。同时，每个 ADHD 孩子不仅存在不同程度的共症（除了 ADHD，80% 的 ADHD 孩子还有一种或多种其他身体或精神障碍），而且，即使是同一类型的 ADHD，每个孩子差异也很大。再加上每个孩子的家庭环境、学校环境等的差异，这些无疑对有 ADHD 孩子的家庭去摸索适合自己孩子的治疗方案带来非常大的挑战。

其实，同样的问题，如果发生在美国、英国和新加坡等对 ADHD 的认知度和支持度比较高的国家，情况可能会有所不同。比如在美国，一般来讲，精神科医生或者神经心理学家除了会对 ADHD 和相关共症进行诊断以外，还会提出包括其他相关评估和支持方案的建议。家长会得到一份比较详细的报告，包括对孩子现状的完整解读以及家庭和学校的支持建议等。

对于美国的学校来讲，只要学生出具被诊断的报告，学校就有法律义务，根据该学生的情况，召集咨询师、心理学家、精神科医生和特教老师等专业人士组成团队，制订针对性的个人教育计划。当然，学区不一样，资源会参差不齐。不过，即便有这样的认知度和条件，对很多 ADHD 孩子的家庭来讲，挑战依然很大。

那么，拿到诊断报告后，什么样的治疗和干预方式才能真正帮助 ADHD 孩子呢？

确诊以后，最有效的治疗方案，一定不是单纯的服药或者去做某种训练。目前在全球范围内，比较公认的科学实证有效的 ADHD 治疗方案是：药物配合行为训练。

美国儿科学会 2019 年版 ADHD 治疗指南中的建议

- 对于学龄前儿童（4—6 岁），建议以父母／老师指导下的行为训练作为首选的治疗方法；如行为训练方面的干预无效，可以考虑用药物。

- 对于学龄儿童（6—12 岁），建议选择用 ADHD 药物加上在父母／老师指导下的行为训练。如何利用学校环境、配置和课程安排等来帮助 ADHD 孩子也是治疗方案的一部分。

- 对于青少年（12—18 岁），建议采用取得本人同意后的药物治疗，同时配合行为训练。如何利用学校环境、配置和课程安排等来帮助 ADHD 孩子也是治疗方案的一部分。

但是，即使很多家长知道这个道理，却并没有看到预期的效果，这是为什么呢？ 因为"药物配合行为训练"这样貌似简单的方案，其实需要各方的合作。

1. 家庭环境

你能接纳 ADHD 孩子的"与众不同"吗？当他无法按时完成作业、情绪激烈、早晨起不来床时，你愿意帮助他，寻找合适的解决方式，而不是劈头盖脸骂一顿吗？你能够细心地发现他的优势，而不是把他当成一辈子也治不好的病人吗？你可以有针对性地给孩子做行为训练，又能控制自身的情绪吗？ ADHD 孩子在不同成长时期会有不同的挑战，你是否有预见性，并且有准备地调整自己的教育观念和互动技巧？

2. 学校环境

孩子在课堂上东倒西歪、和同学说话、走神不听讲，怎么办？一做作业就磨蹭或者发脾气，怎么办？国内还没有立法要求学校对 ADHD 孩子提供支持，怎么办？老师不认可 ADHD 孩子怎么办？如何进行家校沟通，得到学校老师的支持和帮助？

3. 专业机构

如何找到专业的机构做诊断？ADHD 与学习障碍、焦虑症、抑郁症、对立违抗等常见共症是什么关系？治疗应该从哪里开始？医生开什么药？药物的原理是什么？如何看待药物的副作用？其他一些专业机构的各种治疗方案要考虑吗？比如，脑电生物反馈，经颅磁刺激，感统训练，正念冥想，针对工作记忆、认知和注意力的训练，游戏治疗，心理咨询，常规的社交技巧训练，鱼油，脊椎按摩疗法，营养添加剂等，是否有效呢？

接下来我将介绍在优势模式上的整全治疗方案，希望能够为 ADHD 孩子家庭的下一步针对性治疗干预提供蓝图、路径和具体建议。

建立在优势模式上的整全治疗方案

> 每一个人都是独一无二的。无论是我的个人辅导经验，还是越来越多实证研究都显示，用优势模式的视角去帮助 ADHD 人群，真正能够持续帮助他们发挥潜力，拥有不一样的丰盛人生。

图 7.1 展示了建立在优势模式上的整全治疗方案，即基于每个孩子的独特价值，家庭、学校和专业机构的支持和彼此配合。

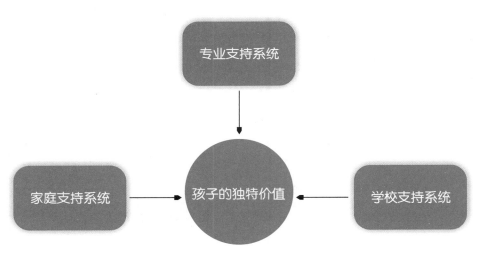

图 7.1　建立在优势模式上的整全治疗方案

接下来，我将就这个建立在优势模式上的整全治疗方案，从如何改变视角，用优势模式来养育孩子，到家庭、学校和专业机构如何支持、配合，给予行动方向和具体建议。后面的章节会针对每部分内容进行详细介绍。

孩子的独特价值——

在生活点滴中有意识地持续与孩子讨论"我是谁"的话题，正向关注孩子的优势与特质，用客观与中性的语言去描述 ADHD 给孩子的执行功能带来的挑战，常常欣赏和庆祝孩子的每一个进步等。

家庭支持系统——

创造对 ADHD 孩子友好的家庭氛围，从优势理论认知 ADHD，调整家庭成员之间的关系（包括婚姻和亲子关系），合理饮食、运动，作业辅导，作息规律培养，情绪管理，兴趣爱好培养，潜力发挥和相关执行功能训练等。

学校支持系统——

与老师沟通，争取在课堂、作业、考核、情绪和交友方面得到学校支持，教师培训。

专业支持系统——

专业诊断（包括可能涉及的共症的诊断），药物调整，ADHD 教练，心理咨询，父母培训，以及其他治疗训练手段的匹配；提供父母生理和心理方面需要的帮助；提供家庭关系的帮助（如团体治疗、家庭治疗等）。

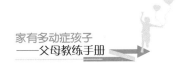

改变视角，用优势模式来养育孩子

> 面对尚未得到诊断的 ADHD 孩子，父母常常从道德模式的角度看待孩子的行为问题，认为是品格问题，孩子作为独特个体的特质容易被其行为问题所淹没。
>
> 有效治疗 ADHD 的方案从被诊断那一刻就开始了。

当孩子被诊断为 ADHD 时，家长会突然沉浸于各种焦虑和无奈的情绪中。许多父母对孩子的未来有过各种憧憬，但现在只求孩子能有在这个社会生存的基本能力就行。父母会以疾病模式去看待孩子，因为孩子生病了。

对于 ADHD 孩子，传统上以缺陷/障碍的出发点来治疗这个群体时，其治疗目的往往着眼于让他们与其他大多数人一样去学习、生活和工作。用这样的视角来看待 ADHD 孩子时，他们的独特性和价值很容易被埋没。从此仿佛只有与"患儿""疾病""缺陷"或"障碍"为伴，悲悲惨惨地过一生。

哈洛韦尔博士是美国 ADHD 领域的领军人物之一，他和他的孩子都被诊断为 ADHD。他看到了传统上以缺陷观点来看待和治疗 ADHD 对人们造成的伤害，呼吁用优势模式来帮助 ADHD 人群充分认识和发挥自己的天赋、兴趣和才干，从而建立成功喜乐的人生。

优势模式并不否认 ADHD 症状会给人生带来各种潜在的风险，但它强调如何扬长避短，不是仅仅生存下来，而是活出丰盛的生命。

所以，在确诊后，正确认知和了解 ADHD 到底是什么，不仅能决定父母、老师看待孩子的视角，也会影响 ADHD 孩子对自我的认知以及接下来的系统干预。

⊃ 改变视角

"举止坦率自然、落落大方、富有想象力和好奇心，能够跳出框架思考；思考多元独特，对直觉较敏感，能深入问题的核心；坚持自己的想法，特立独行；具有高度创造力、追求创新、热心助人、富有正义感和幽默感、活泼开朗；勇于冒险、韧性十足、源源不绝的活力；有兴趣时非常能够坚持，具有批判性思维。"

猜一猜，这是在描述哪种类型的孩子？

这是维基百科针对 ADHD 孩子的正向特征的总结！强烈建议有 ADHD 孩子的父母将这一段话打印出来贴在家里显眼的地方，常常提醒自己和孩子。

每一个孩子生来就有他的独特性和价值。如果你的孩子被诊断为 ADHD，第一要务不是研究各种治疗方法，而是坐下来，和孩子聊一聊："你是谁？""如何看待 ADHD？""你的优势 / 特点是什么？"

坦普·葛兰汀的故事

这是一个真实的故事。主人公的名字叫坦普·葛兰汀（Temple Grandin）。她目前是科罗拉多州立大学畜牧学和动物学教授、农场设计专家和作家。美国和加拿大牛畜牧业的设施和处理方式，很多都是出自葛兰汀的设计。

可是你知道吗？葛兰汀2岁被诊断为自闭症，4岁才会说话。在葛兰汀的成长过程中，她饱受周围朋友、同学和老师的嘲笑、排挤和打压，葛兰汀的妈妈成为她唯一的支持和帮助。虽然养育过程非常艰辛，很多时候孤单无助的葛兰汀妈妈都怀疑，自己坚信孩子的独特性和坚持让她上正常学校是否值得、是否对孩子有益。

直到葛兰汀遇到了她的伯乐，一位自然启蒙老师。老师发现了葛兰汀认知世界的独特角度，并发掘了她的天赋。原来葛兰汀是通过图像来认知这个世界的，并且她拥有与周围人完全不一样的思维角度。比如，有一个暑期她待在姨妈的农场时，疯狂地爱上了牲畜，并且能够像牲畜一样摸爬滚打。

虽然从本科到博士，她的生活并没有多大改变，依旧容易激动，无法与人（包括自己的妈妈）拥抱，被周围人视为"怪人"。但因为她对自己喜欢或感兴趣的东西的执着，以及学校一些老师对她的理解、支持和鼓励，她享受自己所从事的研究，最后成为人们尊重的学者和教授。

这个故事被改编成了电影，《自闭历程》（Temple Grandin）是一部好看又令人大受启发的电影。当看到电影里的坦普·葛兰汀在农场时常悄悄跑到固定牲畜的"挤压机"里，让自己的情绪安定下来，或者满身污泥地和牛群爬在一起享受时光的时候，我就感叹自己像一个不正常的人，因为我无法像葛兰汀那样去和牛群感同身受。

坦普·葛兰汀浑身散发出独特性和日渐强大的自信，如果没有妈妈的坚持，自然老师对她的特点/才能的发掘、鼓励和引导，我不知道是不是还可以成就现在的坦普·葛兰汀？！

⊃ 成为伯乐

你孩子的特别之处在哪里？就像坦普·葛兰汀一样，"你很特别"不是心灵鸡汤，但是的确需要你竭力成为伯乐，去赏识家里这匹潜在的千里马。

"你很特别"——ADHD 孩子与非 ADHD 孩子的大脑神经运行机制不在一个频道上

美国 ADHD 专家威廉·多德森博士看到 ADHD 人群身上有那么多积极方面的特征时，强烈意识到 ADHD 人群的大脑神经运行机制并不是有缺陷，而是与非 ADHD 人群在不同的频道上，有一套自己的做事原则。

而目前我们的社会，尤其是学校教育，对人的评价标准是建立在非 ADHD 人群的基础上的，这部分人群占比达 90%。该群体认定的重要性可以基于他人而定，即来自父母、老师或者上级的指令。如果个人认定的重要性与他人的产生冲突，非 ADHD 人群比较容易做出调整，他们可以暂时放弃自己的喜好而做他人喜欢的。或者换句话讲，他们的脑部神经及化学物质可以自然调动起来以满足他人的标准。

而占人群比例 10% 的 ADHD 群体，他们对重要性的认识，是随个人的兴趣爱好而定。如果个人认定的重要性与他人的产生冲突，他们很难有动力去执行他人的标准。

从神经科学的角度来看，ADHD 人群脑部促进动机的化学物质无法自动调动起来去执行他人的指令 。这可以解释，为何 ADHD 孩子遇到他们有兴趣的事情时可以极度专注，而对于他们认为无聊的事情，即使父母和老师觉得这是天大的事情，他们也照样无动于衷：分心，走神，拖延，无法开始。简单打一个比方：ADHD 孩子就像另一个星球的人，他们有一套自己的做事原则。如果要求他们做的事情符合他们的兴趣，往往会给老师、父母带来惊喜。

"你很特别"——ADHD 孩子的许多特质是社会创新和冒险精神的源泉

ADHD 孩子的优势需要被正视和发挥。当父母还在抱怨孩子上课"坐飞机"、想法不着边际、钻牛角尖、莽莽撞撞、不随和、异想天开，以及情绪变化像坐过山车等的时候，请重温维基百科对这群孩子的正向特征总结。

接下来，我们来看看一些耳熟能详的名人。从古到今，有不少名人被后来的医生认为极可能有不同程度的 ADHD 症状。

爱因斯坦：4 岁还不能说话，9 岁还没学会阅读。老师对他的评语：智力迟钝、社交能力差，永远沉浸在自己的白日梦中。

莫扎特：行为冲动，易分心，情绪容易失控，但是精力旺盛，富有创新精神。

迪士尼：小时候注意力差，成绩不好，自控力差，但富有创造力。

菲尔普斯：美国游泳运动员，是奥运史上获得金牌数量最多的运动员。小时候有严重的 ADHD，让学校老师头疼。但他的身体条件和热情兴趣令他成了天生的游泳健将。

金·凯瑞：美国喜剧演员。他告诉大家，自己的夸张表情和滑稽表演都归功于 ADHD。他小时候常常在班里搞笑，而且一搞笑就很难停下来。

而且，ADHD 人群的创新和冒险精神以及跳出框架的思维方式，常常让他们中的不少人成为开创型的企业家。据说 ADHD 人群中创立自己公司的概率是普通人的 3 倍（数据来自 Psychology Today）。

理查德·布兰森：英国维珍航空创始人。

英格瓦·坎普拉德：瑞典宜家家居创始人。

约翰·钱伯斯：网络设备制造商美国思科公司总裁兼首席执行官。

查尔斯·施瓦布：美国嘉信理财创始人。

⊃ 以优势模式来认识并发挥孩子的天赋和才干

从优势理论的视角出发来帮助孩子，你需要：

- 作为孩子的伯乐，常常去挖掘、关注和引导积极的特质：孩子的优势在哪里？这个优势往往是和他们的天赋、兴趣、热情相联系的，也极可能成为他们以后职业选择的风向标。

- 作为孩子的教练，针对性地帮助孩子调动积极性，训练孩子的一些技能（执行功能）来充分发挥他的优势。为孩子提供能够发挥优势的空间和机会。学校的学习一定不是孩子生活的全部。

- 作为孩子的啦啦队队长，随时为孩子展示出来的一点点进步或者积极特质而庆祝。这群孩子特别需要鼓励。

哈洛韦尔博士在给小朋友解释 ADHD 的时候，喜欢用这样的比喻：ADHD 孩子就像一辆充满动力、活力四射的法拉利赛车（孩子的优势），但唯一遗憾的是这辆超级酷的赛车配的却是自行车的刹车（缺乏技能）。医生、治疗师／教练或者父母要做的就是给孩子配置与赛车匹配的刹车，保证这辆车依旧有活力，同时又能灵活自如地调整速度并畅行在各条道路上。

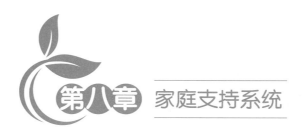

第八章 家庭支持系统

 营造对 ADHD 孩子友好的家庭环境，从陪孩子玩开始

> 欢乐，本应该是家庭的基本底色。但是，在面对有挑战的孩子时，我们往往忙于"战斗"——解决问题，而疏于"娱乐"——享受关系。最后，问题还是问题，关系却不再是关系。

有一部电影《寻找梦幻岛》（*Finding Neverland*），讲述的是苏格兰作家巴利与戴维斯一家人的友谊故事。在与戴维斯家的 4 个男孩，特别是最小的男孩彼得的互动中，巴利成功创造出西方家喻户晓的经典童话故事——《彼得·潘》（*Peter Pan*）。

戴维斯家的 4 个男孩没有父亲。一次偶然的机会，巴利通过游戏很自然地进入这 4 个男孩的世界。他和孩子们一起玩游戏、过家家，搞恶作剧；穿梭于城堡、国王、海盗等奇幻世界。巴利的出现，让失去父亲，并面临母亲病重的 4 个小男孩不仅得到父爱般的温暖，更让他们的生活充满了梦幻、冒险、勇敢和无尽的欢乐。

这部电影可圈可点的地方很多，但最触动我的是游戏所展示的魅力。在20世纪初的伦敦，在拘谨、保守和规规矩矩的社会背景下，展现出的这些富有创意和近乎疯狂的游戏互动和欢乐关系，不仅仅让这4个小男孩的特质／潜力被激发出来，在艰难时有了力量去面对。巴利本人的热情也被激发出来，因此从创作低谷走向高峰。

游戏和欢乐带给家庭的，从来都是双向或者多向的——家庭系统／环境——改变。每个家庭成员都受益并享受其中。

➲ 游戏的力量

哈洛韦尔博士谈到父母帮助 ADHD 孩子的 4 个关键点时，其中一个重要的关键点就是玩／游戏。因为这是孩子之所以成为孩子的最基本的权利。

游戏是孩子最自然和最直接的与世界互动的语言。父母需要做的就是保持好奇心／童心，通过提问、引导和创造条件帮助孩子"嗨"起来，或者和孩子一起"乐翻天"。

游戏可以说是激发孩子，尤其是 ADHD 孩子的潜力和特质的天然土壤。当 ADHD 孩子开心地做他感兴趣的事情时，那些可能让你抓狂的多动、冲动、注意力不集中等就不是问题了。要知道，有了你"不经意"的支持、家庭环境的改变，孩子的特质、特长因此就能得到肯定和发挥。他们在外已经承受了太多的打击。

可是，作为曾经的孩子，当我们成为父母，尤其遇到 ADHD 孩子后，我们最自然和直接的教育方式往往成了：说教和发怒。我们忘记游戏的魅力了。

不过，不用内疚，你并不孤单。抛开游戏而专注说教，是天下父母的"常态"。

一批专业人士意识到游戏对孩子的魅力，而发展出游戏治疗。后来人们意识到仅仅由专业人士做游戏治疗来帮助孩子还不够。在 20 世纪 60 年代，游戏治疗师伯纳德·格尼（Bernard Gurney），发展出了亲子游戏治疗（Filial Therapy），帮助父母在家里和孩子游戏互动，从而建立良好的亲子关系。

请注意，亲子游戏治疗的目的并不是快速搞定孩子的问题，而是着眼于发展积极正向的家庭关系。因为如果没有良好的家庭关系，或者说家庭系统运作出现故障，单方面地想解决孩子的问题只能是一厢情愿。

养育 ADHD 孩子，永远没有一劳永逸的方法。很多时候，与其努力想方设法搞定孩子，不如花些心思积极营造家庭的欢乐氛围，让家成为孩子的梦幻岛！

⟳ 建立让全家乐翻天的游戏工具箱

玩扑克牌

从我有记忆开始，玩扑克牌就是我们家过年、过节时的娱乐方式。等到自己成家以后，也在延续了这样的传统。记得有一年圣诞新年假期，在寒冷的冬日，我们在家轰轰烈烈地玩了 N 场扑克牌。孩子、青少年、大学生和中年人，不同年龄段的人全都投入这场扑克牌游戏中。

在玩扑克牌的过程中，多种体验并存：对判断力和记忆力的考验，对待输赢的态度，还有家庭成员和朋友之间的欢乐互动。很久没有玩扑克牌的我，惊叹于这个古老又多变的游戏，将不同性别、不同年龄、不同个性的人群一网打尽的魅力，也意识到玩扑克牌需要动用各项执行功能！

如果作为家长的你，还在苦恼如何营造家庭的欢乐氛围，不妨从全家一起玩扑克牌开始。扑克牌有很多玩法，基本上可以满足5—99岁人群的需要。

捉迷藏

三四岁孩子躲藏在一把椅子后就可以玩，10岁孩子可以伪装一下往衣柜里钻。只要足够有创意，初中孩子也可以玩。

骑野牛

爸爸（强壮的妈妈也行）成为"野牛"跪在床上，孩子骑在他（她）背上。根据难度级别，野牛做出各种动作，孩子要做的是尽可能待在"野牛"背上而不被甩在床上。如果爸爸足够强壮，这个游戏可以从孩子幼儿园玩到小学毕业，甚至初中。

家庭城堡

用各种纸箱搭建城堡或隧道，爸爸和妈妈"放下身段"和孩子一起摸爬滚打。

桌游

现在的选择很多，比如大富翁、妙探寻凶等。

请注意，对于各种家庭活动的设计，其评价关键是：全家是否在互动中乐翻天。虽然很多游戏多少都有一些益智功能或者训练执行功能的作用，比如玩扑克牌可能对锻炼孩子的记忆力或者情绪控制有益。但是，我们的关注点不在于此。

你们家的全家乐翻天的活动有哪些呢？

多观察，多咨询孩子。一点一点建立你们家的乐翻天工具箱，需要家庭欢乐的时候，可以随时拿出来用。

养育有挑战的孩子对父母来讲的确不容易。面对孩子的各种问题，剪不断理还乱，当你不知道该如何做的时候，请放下这些问题，关系永远是最重要的。不仅仅是亲子关系、婚姻关系，还有 ADHD 孩子和兄弟姐妹的关系在 ADHD 孩子的家庭中往往也是脆弱的，这些都需要小心呵护！

使用游戏，建立全家乐翻天的工具箱，为家庭铺上欢乐的基本色调，永远是营造积极正向的家庭关系的经典方法。

建立良好家庭关系的策略

家有挑战的父母往往是一群最努力认真学习的父母，但是他们常常面临"满腹经纶"却无用武之地的情形。其中非常重要的原因就是关系，即亲子关系或夫妻关系出现状况，难以将学习的理论知识付诸实践。

"为了孩子，我辞去了很好的工作，本想好好陪伴孩子，可是，孩子没带好，感觉自己很差劲，都快抑郁了。"

"老公常常说我没有教好孩子，不承认孩子有ADHD，认为就是态度问题。我看孩子就跟他小时候一样，都说ADHD遗传率高。"

"看别人家孩子做作业，自觉又认真，再看看自己的孩子，磨磨蹭蹭一小时，只写几个字，就特别生气，忍不住骂他、打他，然后又后悔，大人孩子都没好心情。"

"家里天天就孩子的事情闹得不可开交，老人说东，爸爸说西，我夹在中间，满肚子的火不知道往哪里发？！"

有挑战性孩子的家庭，关系冲突常常让家如同硝烟弥漫的战场。孩子越战越勇，见惯不惊；父母抓狂，随时携带"火药弹"；夫妻相互指责，婚姻关系危机四伏；老人参战，火上浇油……

作为婚姻家庭治疗师，并侧重于帮助有挑战性孩子的家庭，我常常和父母分享如何从家庭系统的角度营造积极友好的家庭关系，来帮助这些孩子。

○ 正确的认知是家庭成员彼此接纳和关爱的第一步

无条件地接纳孩子；每个孩子都是独一无二的……这些话如果仅仅停留在口头上，而不是真正了解孩子的独特性，那么往往在遇到比较有挑战的孩子时，这些话就会成为空洞的口号。

发生了什么？

对于 ADHD 孩子来讲，他们可能是最容易被误解的群体。因为他们中大多数人的言行举止并没有什么特别的反常或异样，所以人们常常认为 ADHD 所反映出来的各种表现，与个性、教养或者态度和品格有关。比如他们表现出注意力不集中、做事丢三落四、冲动和好动等行为特征时，人们常常认为他们只要努力，一定可以克服。

ADHD 孩子的执行功能缺陷直接导致他们在学业、生活和社交上的不适应。所以，他们并不是不想、不愿意，或者故意捣乱，而是他们不会、不知道如何管理好自己的学习和生活。他们本是迫切需要周围人关爱和帮助的一群人，却常常被道德绑架。

他 / 她是谁？

孩子被诊断为 ADHD，并不是像一些父母担心的那样，从此有了一个不学习、不顺服的借口。相反，孩子被诊断，一方面可以让父母和孩子释然，孩子的许多行为模式找到了原因；另一方面，父母和孩子能够真正坐下来谈论孩子的独特性，包括优势和挑战。

家庭成员中不止 ADHD 孩子面临挑战

ADHD 具有高度遗传性。比如，如果父母一方被诊断为 ADHD，那么其子女有 ADHD 的概率是父母没有 ADHD 的 6 ~ 8 倍。如果同卵双胞胎中一方有 ADHD，那么另一方有 75% ~ 90% 的可能性有 ADHD。

不少父母通过对孩子 ADHD 的认知，怀疑自己也有 ADHD。由于 ADHD 人群在执行功能方面（包括情绪控制，自控力和自我认知等）的不足，就不难理解，在一个有 ADHD 孩子的家庭里，如果父母某一方，或者兄弟姐妹也有 ADHD，在亲子、夫妻和兄弟姐妹之间发生的各种各样的冲突了。

不过，在家庭关系中一旦知己知彼，大家对 ADHD 有客观和积极的认知，那么在迈向"化干戈为玉帛"中就前进了一大步。

➲ 全家在一起玩是大事

挑战性孩子的父母常常是行动力很强的一群人。他们急于应用自己在各处学习的方法，迅速搞定孩子，但往往忽略了经营关系。经营关系是实施各种方法的前提条件，而经营关系最好的方法就是一起玩。

巴克利博士在设计辅导 ADHD 和对立违抗孩子的父母课程中，不是一开始就告诉父母搞定孩子的招数，而是首先教导父母如何和孩子玩——并且是让孩子主导，父母不发号施令。

10 岁女孩爱玲有焦虑症并疑似有 ADHD，因为不愿意上学而来寻求帮助。根据爱玲家庭的特点，治疗师选择相应的家庭互动游戏帮助他们。通过家庭游戏帮助这个六口之家的成员，看到家庭关系上的不和谐；在帮助家庭成员正确认知爱玲面临的真实挑战的基础上，通过游戏引导全家一起梳理家庭传统和家庭价值观等；通过游戏来讨论如何在互动关系中帮助这个女孩，同时其他家庭成员也享受彼此扶持的亲密关系。在整个辅导治疗过程中，游戏起到了重要作用，包括指导和鼓励他们在家里进行家庭亲子游戏。最后一次面谈时，父母告诉治疗师，爱玲目前愿意上学，也交到了不少好朋友。治疗师问爱玲想要对爸爸妈妈和兄弟姐妹说些什么，她腼腆地笑了："我特别感谢我有这么好的家庭，我知道他们爱我。"

在上面的案例中，治疗师给这个家庭推荐的游戏之一就是每周一次的"家庭优点轰炸"。每周六晚餐后，家庭成员聚在一起，轮流上场接受其他家庭成员的轮番赞美，即讲述该成员的优点（记住：只有优点，没有"但是"）。这个"家庭优点轰炸"游戏成了每周全家非常期待的时刻。

➲ 家庭会议与家规

因为执行功能不足的原因，不少ADHD孩子常常会挑战父母的极限。如果父母其中的一方也有ADHD，家庭关系呈现危机四伏的局面并不少见。所以，家庭需要父母和孩子同为战友，一起对付ADHD带来的挑战，不要让ADHD成为家庭的"操控者"。定期家庭会议和家规可以一定程度上规避风险，保护家庭关系不受伤害。

定期家庭会议

定期家庭会议不拘形式。无论选择散步时间、点心时刻，还是玩游戏的时候，只要定期召开，全家成员无论老少都喜欢参与，并且都有发言权就行。

定期家庭会议的内容包括家庭成员过去一周（如果每周开一次）发生的事情，需要一起讨论的事项，大家是否在一些问题上意见一致，以及下周的改进计划和注意事项等。

定期家庭会议本着彼此尊重和彼此相爱的原则，其功能主要是提供一个家庭成员的沟通平台，让大家知道彼此的动态，是否有亟待解决的问题，以及需要各成员提供的帮助和支持等。孩子在学校遇到麻烦或者受到表扬，儿子和爸爸在家里发生了激烈冲突，妈妈最近身体不好且工作很忙，奶奶回老家无法帮忙看孩子……根据家庭的具体情况，家庭会议可以成为家庭成员之间表达爱、出谋划策，或者彼此道歉的平台。

对于有ADHD孩子或成人的家庭，定期组织家庭会议很重要的一点，就是在家庭成员中彼此提醒ADHD的挑战，不要将ADHD孩子和品格道德捆绑在一起。

家规

国有国法，家有家规。家规主要包括每个家庭推崇的家庭传统和价值观，以及在具体生活中如何体现。例如，如果家庭推崇的价值观是彼此尊重，那么在具体生活中可能就表现为，不能骂人和说脏话，等待对方说完话而不抢话等。孩子比较小的家庭，家规应尽量简洁，确保孩子能够理解，用他们看得懂的语言或者图画来表示，并且张贴在大家都能看到的地方。

家规要让孩子能够理解，但不能保证他们都能做到。所以，还需要有智慧、有技巧地来训练孩子。

关于家庭会议和家规，并不是单单针对孩子的，而是整个家庭成员都需要参与和遵守的。因为家庭本来就是一个整体。

➲ 接纳不完美

没有一个人是完美的。不少人仿佛道理都懂，却容易犯完美主义的错误。尤其对于 ADHD 人群，他们与非 ADHD 人群的差异，使得人们容易将他们的不足之处夸大，而忽视其特质和长处。这种有意无意试图将他们与非 ADHD 人群比较的倾向，会造成 ADHD 孩子和父母的种种焦虑，势必影响家庭关系。

如果父母常常以隔壁家孩子的标准来要求这些孩子，肯定会受挫。同样，如果父母有 ADHD，对自己和配偶的要求可能也常常不切实际。ADHD 孩子的父母，需要练习放下对孩子的焦虑、担心，也放下对自己不切实际的要求，否则你和孩子会进入焦虑的恶性循环。

ADHD 孩子有他们的独特人生。事实上，ADHD 人群中不少人对社会做出的开创性贡献是绝大多数非 ADHD 人士所不及的。

● 面临冲突的应对技巧

前面谈到的策略更多是防患于未然。那么，面临关系冲突，具体地讲，父母在面对孩子的种种问题快要发脾气时，该怎么办呢？

冲突应对技巧

1. 避免给孩子贴道德标签，将关注点放在如何解决问题的方法上。

孩子磨磨蹭蹭完成不了作业，避免指责孩子，给他扣上"懒惰""不认真""贪玩"等"帽子"，而是将焦点放在帮助他解决磨蹭的方法上："爸爸／妈妈想知道怎么才能帮助你？你有什么好主意？"

2. 尝试打破惯有的互动模式。

如果你和孩子在激烈争论，可以尝试改变语气，以温柔的语气，来打破以往和孩子大声嚷嚷的惯有模式。

3. 如果意识到和孩子互动时情绪在"升级"，请暂停。

"我需要安静一会儿！"如果在家，最好的去处可能是卫生间——不少专家和妈妈们这样分享。

4. 如果父母双方都在家，轮流上场。

如果父母一方与孩子互动时处于情绪激动状态，另一方（处于安静的状态）可以出手相助，让情绪激动方下场，以缓解紧张氛围。

➲ 寻求专业帮助

父母为孩子操碎了心。因为每一天面对 ADHD 孩子的挑战是很真实具体的。即使理解孩子的种种问题，有时候仅仅靠着爸爸或妈妈，或者整个家庭来尽心尽力帮助孩子（特别是如果父母一方或双方有 ADHD 或其他精神健康障碍），还是会力不从心。

建议家有挑战性孩子的父母积极寻求资源，无论是能够理解 ADHD 的朋友、家人、父母支持小组，还是一些专业的资源，包括医生、咨询师／治疗师、ADHD 孩子／家长支持小组和 ADHD 教练等，你需要为自己和孩子建立一个 ADHD 的资源关系平台，一个支持团队。在一起才有力量。

在家进行行为训练，到底训练什么？

➡ 执行功能表：请对号入座

执行功能简单来讲，就是大脑的认知管理能力，即一个人对自己的思想和行为进行管理和控制的一系列技能。如第三章所述，根据美国心理学家道森博士和奎尔博士的11种分类，包括反应抑制、工作记忆、情绪控制、持续专注力、任务启动、计划和优先排序、组织管理、时间管理、坚持目标、灵活变通和自我认知。

请看看下面这张执行功能表，可以对号入座，希望能帮助家长看到孩子行为问题背后执行功能的不足。

表 8.1　执行功能一览表

执行功能	说明	执行功能不足的例子
反应抑制	先思考再行动的能力	说话做事冲动，插话，好动
工作记忆	在执行任务时能提取储存在记忆系统中的相关信息	上学忘带作业，答应过的事情忘记做，总是找东西，明明复习了考试时却忘记了
情绪控制	能控制情绪应对生活、工作、学习需要	情绪上敏感，容易因一些小事而被负面情绪所控制和困扰；难以理性地去多角度思考，比较容易冲动，钻牛角尖
持续专注力	保持专注，不受干扰	容易分心，难以长时间集中注意力做被要求做的事情
任务启动	能够及时有效地开始工作、学习任务，不拖延	难以开始着手一项任务，磨蹭拖延
计划和优先排序	分清轻重缓急，按计划达到目标	对任务缺乏计划性，面对多种选择，难以分清轻重缓急
组织管理	有效管理物品和工作	个人物品管理混乱
时间管理	估算和分配，以在限期内完成任务	对于完成任务的时间错误估算，难以合理分配各项任务需要的时间

（续表）

执行功能	说明	执行功能不足的例子
坚持目标	遇到任何情况坚持达到目标	遇到困难，容易放弃目标或者逃避任务
灵活变通	遇到变化，能修正计划和变通	难以对突然的变化进行调整，难以接受不同的观点
自我认知	能够从客观角度看待自己	难以客观评估自己，容易盲目乐观或者悲观，难以观察他人的言行来评估、改进自己

该表改编自：Peg Dawson & Richard Guare.*Smart but Scattered*[M].New York：The Guilford Press.

孩子的问题行为是和他们的执行功能相联系的。比如，孩子上学日每天早上的"激烈战斗"，和任务启动、持续专注力、工作记忆和情绪控制等一系列执行功能不足有关系。

问题的解决方案往往不像父母单方面想的那么简单：早上起床只要设定好闹钟，规定好刷牙、洗脸、吃饭时间，准时出门就可以。孩子执行功能的情况父母真的了解吗？

如果父母还没有意识到执行功能的重要性，也不要自责，因为许多父母，包括老师都忽略了培养执行功能这一点。

美国哈佛大学儿童发展中心，在 2011 年发布了一项针对发展儿童执行功能重要性的研究报告，特别指出：

• 许多孩子的问题行为，不是他们故意的，而是由于执行功能不足；

• 孩子的执行功能并不一定会随着孩子年龄的增长而自然成熟。

执行功能并不是与生俱来的。执行功能的发展要经历从出生到儿童和青少年阶段的发展，一直到 25—27 岁才发育成熟。在执行功能发展成熟的过程中，家庭和学校的影响非常关键。

当然，每个人多少都有一些执行功能不足的问题，但是，ADHD 孩子"执行功能不足"的严重程度会超过同龄的孩子，这为他们应对日常的学习和生活带来了很大的挑战。

无论是 ADHD 孩子，还是一些执行功能有挑战的孩子（他们的症状程度还不足以被诊断为 ADHD），作为父母，有意识地从执行功能角度来看待他们的行为问题，将问题与品行分开，真正带着同理心去接纳和爱孩子，常常会带来意想不到的改变。

许多执行功能有挑战或者被诊断为 ADHD 的孩子常常被贴上"坏孩子""总是惹麻烦""有问题"等标签，影响他们对自己的正确认知。

对于确诊为 ADHD 的孩子，如果父母还在纠结如何告诉孩子实情，用执行功能的维度来诠释孩子的行为模式和所面临的挑战，将会是积极的、富有建设性的。

➲ 父母如何帮助孩子

你的孩子有执行功能不足的问题吗？具体是哪几个方面执行功能的不足呢？

莫琳·贝哈德（Maureen Bechard）是美国一位与 ADHD 中学生打了 30 多年交道的学校咨询师，她与卡伦·休伯蒂（Karen Huberty）——一位有超过 19 年接触 ADHD 孩子的工作经验的教育工作者，给 ADHD 和执行功能不足的孩子的父母，提出了"做一名好侦探"的建议。

第一步：父母观察评估

执行功能不足的孩子或者 ADHD 孩子常常会表现为——

在学校：

- 作业不能完成或者忘记交作业；

- 上课坐不住，容易走神；

- 书桌桌面乱七八糟，书本和文具乱放乱扔；

- 上课或做作业时找不到相关的东西；

　……

人际关系：

- 不太会交朋友，或者难以维系友情；

- 朋友、同学之间常起冲突；

- 被同学、朋友孤立；

- 对周围的同学、朋友有攻击性；

　……

在家：

- 难以完成家庭作业，或者拖延、抗拒写家庭作业；

- 一日三餐难以遵守家庭作息，或者饮食不规律、不平衡；

- 从早上起床到上学，或者晚上睡觉都是一场战争；

- 难以保持个人卫生和房间整洁；

- 容易挑战父母定下的规定；

- 不太会处理兄弟姐妹关系；

　……

观察并评估孩子在哪些方面的问题行为反复出现，影响他的学习、生活和人际关系？

第二步：从孩子那里采集信息

在父母观察到这些方面执行功能的不足后，和孩子聊一聊：

- 你是否看到了这些挑战？还有哪些你看到而我没有看到的吗？

- 你是怎么看待这些的呢？你的感受是什么？

- 这些是新出现的，还是持续了一段／很长时间？

- 你做了什么努力？有效果吗？

第三步：进一步从老师、家人和朋友那里了解情况

全面客观了解孩子的状况总是有益的。

从老师那里了解：

- 这些问题在学校是否会发生？

- 在学校还有什么状况是父母应该了解和关注的？

从家庭成员和亲戚中了解：

- 孩子的兄弟姐妹怎么看待他？

- 和孩子接触的长辈和亲戚对孩子有什么评价？

从课外活动的老师、教练那里了解：

- 对孩子如何评价？

- 有什么提醒和需要注意的？

第四步：和孩子携手合作

综合各方信息，让孩子参与：

- 一起识别问题背后的技能不足，即执行功能哪些方面的不足（可以从表 8.1 列出的 11 个执行功能维度来分析）影响了孩子的学习生活；

- 一起头脑风暴，列举可能的解决方案；

- 一起评估，找到对双方都适合和可行的方案；

- 细化方案并执行；

- 定期评估，根据变化做出适当调整。

注意：在这些解决方案中，一定要包括如何教导和训练孩子缺失的相关执行功能，而不是略过训练，急于关注对行为的奖励和惩罚。

训练可以从具体场景入手，从执行功能维度去设计方案。比如，做作业过程中磨蹭、爱发脾气，这可能涉及持续专注力、情绪管理、时间管理以及计划和优先排序等。那么设计方案就要包括：情绪疏导，合理将作业任务拆分成以 20 分钟为一单元的小任务，将任务清单写下来 / 贴出来，每个任务完成有积分奖励等。如果要实施训练，建议采取先易后难、各个击破的策略，循序渐进地进行。

第五步：必要时，寻求老师、朋友或者专业人士的帮助

如果父母运用了上述的四步，但发现效果不理想，此时可能需要寻求老师、有经验的朋友或者一些专业人士的帮助。

特别是那些和同龄孩子相比，执行功能很多方面严重不足的 ADHD 孩子，对父母的挑战非常大。请父母不要孤立自己，如果有需要，尽可能寻求专业人士的帮助。

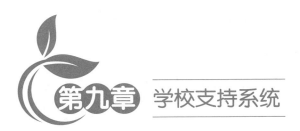

第九章 学校支持系统

营造对 ADHD 孩子友好的生态环境，离不开成长环境的支持。对学龄孩子来讲，家庭和学校环境的支持，缺一不可。

 作为老师，如何在学校创设对 ADHD 孩子友好的环境?

如果按照 10% 的比例计算，一个有 30 名学生的班级里，至少有 2~3 名 ADHD 孩子；一个有 300 名学生的年级，应该有 30 个左右令老师头疼的孩子；一个 2000 人的学校，差不多就是 200 名……作为老师，如果所带班里有这么 2~3 个"聪明又散漫"的孩子，面临的挑战真的很大！我们最常听到老师反馈：如果要我常常停下来提醒他认真听课，那我这一堂课就别想上了……

他坐没坐相，课堂上小动作不断，还时常找小伙伴聊天，影响课堂秩序；要么就是上课走神，东看看西瞧瞧，就是不看老师和黑板；作业忘做、忘带或不好好做，有时每天提醒几遍却依旧如此；明明是很聪明的孩子，可是考试、做作业时常常粗枝大叶，成绩总在低位徘徊或者像坐过山车，且偏科厉害；老师对他提的要求就像"耳边风"；冲动好斗，很容易和同学发生冲突；经常被班上同学抱怨，可能还会接到别的家长投诉……

作为一位尽责的老师，你该怎么办？有不少老师往往会努力再努力地：

- 在课堂上提醒孩子坐端正，不要做小动作，不要影响同学；
- 如果屡次不改，给予相应的惩罚，比如罚站、留校、写检查；
- 调换座位，让孩子单人单桌；
- 让孩子为自己粗心大意／不好好做作业的行为负责，比如罚写50遍古诗；
- 因为参加集体活动或排演节目严重影响秩序，屡教不改，只好不让其参加任何集体活动；
- 频繁联系家长，因为孩子要么和其他孩子打架，要么作业完全忘了；
- 家长会、家长群反复提醒家长帮助孩子再用心些，比如监督孩子做作业，帮助孩子认真检查作业；
- 看到有些孩子明明有能力做，似乎什么都明白，可就是在上课、做作业、同学关系上总是出状况，或者终于在某天忍不住对孩子"怒吼"。

尽责的老师为这群孩子操碎了心。可是，老师付出这么多，却收效甚微。为什么？因为如果这些孩子被诊断为 ADHD，那么帮助他们的思路和方法需要调整。

ADHD 绝对不是孩子放弃自己或者为做不好找理由的挡箭牌。而是需要通过认识到被诊断为 ADHD 的孩子脑部神经运行机制的不同，因材施教地帮助这群"聪明又散漫"的孩子，发掘和发挥他们的兴趣点和优势，

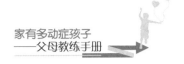

从而扬长避短，建立成功喜乐的人生。

> 　　根据 ADHD 孩子神经运行机制的兴趣导向特点，帮助这些孩子的基本思路是：
>
> 　　以欣赏和鼓励为导向，激发其学习兴趣和动机，建立正确积极的自我认知；
>
> 　　训练执行功能，帮助发挥他们的兴趣 / 优势。

● 欣赏和鼓励，与孩子建立积极正面的关系

　　不少家长都有体会，孩子喜欢某科老师，这科成绩就好；或者反过来，老师欣赏某孩子，孩子就会喜欢该老师和他教的课。

　　前面谈到 ADHD 孩子表现出的症状，不仅仅是注意力不集中和冲动、多动，而是包括情绪管理、自我控制和自我认识等一系列执行功能不足，难以应对日常的学习和生活。比如，ADHD 人群在情绪管理方面的挑战非常普遍。ADHD 人群实际上情绪比较敏感，很容易因一些小事而被负面情绪所控制和困扰。在面对挫折、愤怒、失望和焦虑等情形时，难以排解和处理情绪，难以理性地去多角度思考，比较容易冲动、钻牛角尖和感情用事。

　　所以，他们往往不能很好地捕捉到人与人之间的社交信号，却对别人的取笑、批判和负面评价等异常敏感。有些偏安静的孩子可能把这些负面情绪藏在心里，回家再发作出来；或积累下来慢慢发展为焦虑或抑郁。而一些多动、冲动的孩子，可能会在别人还没有反应过来时就以拳脚相待。

所以，老师真的需要先给足他们欣赏和鼓励。

在身处各方面的负面评价环境下，老师的一句鼓励，一个欣赏的眼神，往往会让这群孩子充满力量，建立正确的自我认知。

- 捕捉 ADHD 孩子的特长或做得好的地方，及时指出并夸奖。

- 建立班级才艺展板或与之类似的东西，让孩子们将功课以外的各项才能和兴趣，以图片、手工或海报等形式展示在教室里，让每个孩子，特别是 ADHD 孩子的兴趣特长得到认可和欣赏。比如 ADHD 孩子可能学习不够好，但能歌善舞，体育好；可能语文等科目的成绩让人头疼，但对奥数、作曲和编程感兴趣；可能仿佛哪方面都不怎么样，但特别会说笑话，或者喜欢做实验。

- 如果孩子有行为问题，多用提问题的方式或者通过肢体语言提示 / 提醒（比如用眼神提醒或走到座位旁拍肩膀，确认孩子接收信息），而不是批判或训斥。比如，当孩子上课说话，与其批评"不许说话！"不如尝试问"上课说话是好的选择还是坏的选择？"。

● 课堂上如何和这群孩子"过招"

1. 制订教室规则

制订简单直接的教室规则，将规则张贴在醒目的地方，可以用图画加文字的形式。

- 规则尽量少用"不要"，多用"要"，告诉孩子具体的步骤。比如，用"上课时安静坐在座位上，发言请举手"来代替"上课不许说话"。

- 将课堂规则视觉化并张贴出来，对 ADHD 孩子记住规则有帮助。因为对不少 ADHD 孩子来说，应该记忆的东西到需要使用时可能记不起来，不用时却全部冒出来。所以仅口头说一遍规则是不够的。

2. 创造条件，保持注意力

创造条件，让（允许）ADHD 孩子的身体适当动一动，以保持注意力。

ADHD 孩子上课小动作不断，这常常让老师头疼。殊不知，这是 ADHD 孩子努力让自己集中注意力的本能反应。手里玩弄东西或走动能促进脑部多巴胺的分泌，提高孩子的专注力。

- 允许做一些安静、适合课堂的小动作，比如涂鸦、捏橡皮泥 / 橡胶球 / 塑料做的解压球 / 小动物玩偶等。美国有专门为这些孩子提供不发声扭动屁股的坐垫、让孩子可以用脚踢的绑在椅子腿上的橡皮绷带等。选择玩具的前提是不出声，不影响其他同学。

- 如果可能，在课堂中间设计一些小游戏等，让孩子的肢体动一动。

- 可以让 ADHD 的孩子跑跑腿，在课堂上帮忙做点事情。比如发作业本、为老师拿东西等。

3. 建立课堂常规，让孩子熟悉每节课的程序

- 形成一些固定程序，让孩子知道老师的期待，形成习惯。比如，上课开始前第一件事情是交作业；最后一节课下课前，老师会把作业写在黑板上的一个固定角落。

- 如果一节课中有不同的主题和活动，预留时间提前提示，让 ADHD 孩子的注意力能顺利切换。ADHD 孩子难以长时间维持注意力，同时，一旦他们开始某项任务，又很难转换注意力（特别是感兴趣的事情）。如果一节课的课堂活动或主题有变化，最好提前两三分钟提示："我

们下一个环节会进行……"并用图画或文字写在黑板上；时间一到即宣布，并同时用图画或文字写下来；然后给两三分钟预热时间，再正式进入下一个活动。这样能够让 ADHD 孩子有时间从认知、情绪和行动上做好转换。

4. 合理安排座位，进行必要的监督

容易分心的 ADHD 孩子往往需要更多监督。

- 安排他们坐在离老师近的位置。
- 远离过道或门口等人来人往的地方。
- 安排他们和自控力比较强的孩子坐在一起。
- 尽量让他们能够参与讨论和回答问题。互动讨论式的学习方式会让一些 ADHD 孩子保持专注。需要注意，如果 ADHD 孩子举手想发言，尽可能让他们先回答。因为过些时候再叫，他们可能会忘记刚才的答案。他们不是故意的，只是记忆力不在状态。

5. 作业和考试方面尽可能做一些调整

前面谈到 ADHD 的症状可以概括为"执行功能"不足的问题，相对于非 ADHD 人群，ADHD 孩子做作业就是一项费时费力的庞大工程。估计朋友圈疯传的关于父母陪做作业的辛酸史，里面多半都是这群聪明又散漫的孩子。

另外，同样有 ADHD，孩子们的状况可能千差万别：学霸，可社交一塌糊涂；偏科严重；知识掌握了，但考试的时候一紧张，忘记题该怎么做；知识学会了，能说却不会写；除了 ADHD，可能还有学习障碍……

所以，在布置作业甚至考试的时候，这些孩子里有不少可能需要区别

对待。有很多可能的选择：

- 减少作业量；

- 作业量不变，但可以采取不同的完成方式，比如需要写300字的作文，可以让他们以图文结合的方式完成，这样只需写100字；

- 对于偏科厉害的孩子，可以让其多写擅长科目的作业，而减少比较弱的科目的作业量；

- 考试可以多给些时间，或者一场考试分两次完成。

➲ 积极和家长沟通合作

由于目前学校教育的设计和评判标准更多是为非ADHD人群设计的，所以ADHD孩子会给老师管理班级带来很大的挑战。再有经验、再负责的老师，也需要家长的配合。需要家长配合的事情很多，这里主要谈两点。

1. 根据孩子在学校的表现情况，从执行功能维度来沟通

满足日常学习和生活的要求、帮助孩子发展优势，都需要执行功能各方面的训练。考虑到不是所有家长都能接受ADHD，或者明白ADHD背后的执行功能问题，无论孩子被诊断还是疑似ADHD，老师可以从组织管理、时间管理、计划和优先排序、情绪控制、持续专注力和工作记忆等执行功能维度，来和家长沟通和讨论具体建议。

2. 制订奖励体系，激发孩子的动力和兴趣

无论是ADHD孩子脑部运行机制的研究，还是大量实战经验都证实：奖励比惩罚更能激发和帮助ADHD孩子达到学习目标和执行功能训练的效果。ADHD孩子更多地生活在现在，他们需要看得到的短期目标并有

及时的奖励／鼓励。

给家长一些建议，比如，如果希望孩子四五个月之后的期末数学成绩达到 B， 那么需要将这个目标分解到每个星期甚至每一天。即每天完成作业，可以得到一个积分；每次小考达到 B- 以上可以得到 2 个积分。累积到一定积分可以兑换喜欢的东西。最好将这样的目标和奖励做成表格或图片，张贴出来。

课堂纪律也可以和家庭积分奖励体制挂钩，比如设计一张日报告表，只需让老师给课堂纪律按"很好、较好、中等、欠佳、需努力"打分即可。家长负责制订和实施奖励制度。

图 9.1 是一个家校共同训练孩子学校行为的报告卡示例。

学科老师根据孩子的具体状况，和家长商量，确定几个问题行为。对于不同科目，孩子的表现可能不一样。刚开始时，罗列的问题行为要有一两个比较容易改善，这样孩子实施起来比较有积极性。

家长根据老师的打分，按照事先确定的规则来实施奖励制度。

每日学校行为报告卡

姓名：＿＿＿＿＿＿ 日期：＿＿＿＿＿＿

行为	语文	数学	英语
未经允许离开座位			
未经允许动老师东西			
未经允许主动和旁边同学说话			
老师签名			
备注			

评分标准：5—很好；4—较好；3—中等；2—欠佳；1—需努力

图 9.1　每日学校行为报告卡示例

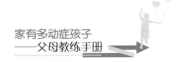

家校沟通与合作：父母如何与老师沟通

要真正有效地帮助 ADHD 的孩子，必须家校合力，营造对 ADHD 友好的生态环境。学校是至关重要的一环。美国儿科学会 2019 年版 ADHD 治疗指南中提到，学校环境、配置和课程安排等是 ADHD 整全治疗方案的一部分。因为在孩子漫长的成长时间里，成绩、社交等各项活动的表现，直接影响他们对自身的认知和身心各方面的发展。

在国内，鉴于整个社会对 ADHD 的认知有限，老师也比较缺乏对 ADHD 的了解，所以父母自身储备关于 ADHD 的知识就显得更为重要。了解 ADHD 的父母需要主动出击，和老师沟通，寻求支持和合作。

➲ 沟通十大原则

1. 尽早开始与老师预约面对面沟通

最好在开学两三周内和老师约时间面谈，第一时间和老师建立起联系，及时了解新学期学校的规则、课堂管理和课业等情况。

2. 让老师了解你的孩子

让老师知道你孩子的长处、特点、挑战、身体状况，以及家庭情况（比如有家庭变故等）。如果孩子被诊断为 ADHD 或者学习障碍（50% 左右的 ADHD 孩子同时有学习障碍），请告知老师。并不是所有老师都对 ADHD 或者学习障碍有所了解，请务必提前收集相关资料，以便向老师解释该症状的成因。

3. 让老师了解你在家所做的努力

作为家长，你在家里是如何具体帮助孩子学习和生活的？有哪些成功的经验？同时，积极寻求／听取老师的建议。

4. 尽可能参与学校的活动

尽可能参与学校家委会及孩子班级的各种活动。这么做，一方面有机会观察孩子在学校的表现；另一方面，在活动中可以和老师建立积极的互动关系。

5. 与老师建立联系

与老师建立经常性的联系，而不是只在孩子出问题的时候才和老师沟通。

不要只报忧不报喜。如果孩子在家表现有进步，或者在学校与老师和同学的互动中有积极的表现，可以通过发信息／写纸条／发邮件／面对面等方式向老师反馈或者表达感谢。

6. 尊重老师的时间

老师要面对众多学生，而不仅仅只有你家孩子。在新学期第一次沟通时，询问老师，什么方式和时间沟通更方便。同样也可以告诉老师如果有什么事情，以什么方式能够联系到你。

7. 提出方案

在理解学校／老师的前提下，提出具体的针对孩子的个性化方案要求。

不是所有老师都了解 ADHD 孩子的特点和需要，也不能要求在目前社会对 ADHD 认知度比较低的情况下，学校老师都能够主动或者有经验地提出对孩子有针对性的帮助方案。家长需要主动争取老师的理解，提出一些可行方案以得到老师的支持。同时，积极寻求 / 听取老师的建议。

参照美国的 504 计划中保障 ADHD 孩子权益的措施以及美国儿科学会对 ADHD 治疗方案的建议，一般可以从以下几个方面寻求帮助：

- 调整作业量、作业形式或者难度；

- 座位的安排上选择干扰少的环境；

- 布置课堂作业和家庭作业的指令清晰简明，确保学生理解和记住（也可以考虑通过网络沟通直接让父母知道）；

- 对于课堂所讲授的东西，允许学生录音或者复印讲义；

- 及时并频繁鼓励和表扬课上和课下的正向行为；

- 额外针对性的学习辅导（如果学校无法做到，父母可以寻求课外机构的辅导）；

- 考试时能够多给时间 / 分次考完 / 安排安静的地点等；

- 建立定期家校联系渠道，包括创建联系册，向学校心理咨询师、特教老师随时了解孩子的在校情况，家庭和学校一起配合来训练孩子。

关于孩子在学校的行为问题，向老师介绍行为报告卡的操作和目的，和老师讨论确定目标行为。特别强调：老师要做的就是每天用很短的时间填写行为报告卡，即为几个目标行为进行评分，你会在家对孩子的在校行为实施相应措施。具体方案，可以参考前一节的内容。

8. 避免批评老师

ADHD 孩子的家长可能常常面对来自学校的负面评价。无论和老师面谈、打电话、发信息还是发邮件，注意语气和字句的使用。批评或负面的沟通，会让老师感到被冒犯。让一位被你冒犯的老师来理解和帮助你的孩子可能不太现实。

9. 沟通请集中在解决方案而不是问题上

为了让每一次沟通都有建设性，请尽量不要花太多时间讨论问题。集中火力在如何解决问题上更为重要。比如，孩子上课小动作多，是否可以让孩子在课堂上涂鸦，捏橡皮泥／橡胶球／塑料做的解压球／小动物玩偶等；作业做不完影响睡眠和情绪，是否可以减少作业量。

10. 家长的自我调整

有些老师在不了解 ADHD 的情况下，已经对孩子造成了一定伤害；或者在班级同学及家长不了解 ADHD 的情况下，出现孩子在集体中被孤立的状况。此时，家长要调整心态，不惧承认自己的孩子在某些方面的确与众不同，不把责任归咎于老师和同学，在自我调整并完全接纳孩子的基础上，再与老师以及同学家长沟通，更能获得老师的理解和同学家长的接纳。

如何向老师介绍 ADHD

由于目前社会对 ADHD 认知有限，在实际操作中，告诉学校老师孩子被诊断为 ADHD 需要智慧和策略。

如果孩子转到一所新学校或者换了新老师，需要首先与老师建立关系：

- 通过侧面收集信息或者当面交流，了解老师的教学资历、教学理念和个性特点；

- 告诉老师孩子的特点和面临的一些挑战，看看老师是否在对待有挑战的学生上有经验或者持比较开放的态度；

- 告诉老师父母在家里做了什么有效的措施，表达如果孩子在学校有什么问题，家长全力帮助的意愿，请老师给些建议；

在对老师有一定了解，建立了一些关系后，尽可能在新学期开学一个月内，比较正式地书面/口头向老师介绍你的孩子。以下是一个样例。

老师您好！

我是 _____ 家长，我孩子回家常提到您。非常感谢您对孩子的关心和帮助。

在新学期开始，我想给您介绍一下 _____ ，这样可能会方便您更加了解他。

介绍孩子的特点和兴趣

首先，_____ 是一个很有特点的孩子：

活泼开朗，思维活跃；

乐于助人，有正义感；

有上进心。

他擅长和感兴趣的事情有：

玩桌游、搭乐高；

跆拳道、踢足球；

在家当大厨；

喜欢小昆虫。

介绍 ADHD

当然，您也看到了他在学校面临的挑战。他最近被诊断为 ADHD。ADHD 是天生的，是脑部神经发育比同龄人滞后，与智商没有关系。ADHD 的实质是执行功能不足。

ADHD 带来的执行功能不足会让他：

难以保持专注——上课分心；

反应抑制弱——冲动、多动；

工作记忆不足——忘记带作业和书本；

情绪控制弱——容易被激怒。

介绍对孩子有帮助的做法和建议

我也是最近在努力学习 ADHD 的知识，才了解到这些。我们目前也在积极地治疗和干预。在家我们尝试做了积分系统来训练他的一些行为，看到了效果。

我注意到以前老师的这些做法对他的课堂纪律有些帮助：

让他坐在第一排；

经常让他回答问题，多多夸奖；

填写课堂行为报告卡。

表达孩子想做好的愿望，以及父母全力以赴的意愿

这学期开始，我的孩子常常告诉我他想在课堂上好好管住自己，成绩能好起来。我知道他是一个很有上进心的孩子。他常常告诉我他力不从心，这也是执行功能不足的孩子面临的挑战。当然，我也知道这个孩子让您特别费心。

老师您有什么建议，或在学期中孩子遇到任何问题，请第一时间告诉我。我会全力去帮助孩子，尽力少让您为孩子费心。

再次感谢老师为孩子的付出！

_____ 家长

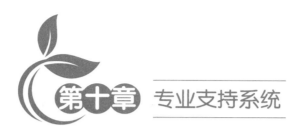

第十章 专业支持系统

专业人士如何诊断？*

> 由于在临床诊断中，ADHD 缺乏具诊断意义的病因学和病理学依据，辅助诊断的客观体征较少。和其他精神障碍一样，诊断都是描述性的，所以父母常常对诊断产生困惑和质疑。

ADHD 诊断需要多方面收集信息和综合评估

如果单纯地以前文提到的《精神障碍诊断与统计手册》（第五版）中的条目为诊断标准，比较容易让人把关注点放在对行为的判断上，而忽略了"执行功能"的问题。事实上，在十多年前，当 ADHD 被认为仅包括注意力、多动及冲动等行为问题时，在诊断的时候，观察和收集孩子在家和在校等方面的信息，就可以判断该孩子是否有 ADHD。

---

* 本节内容由精神科医师／心理治疗师梁志中副教授审阅（梁志中医师毕业于香港理工大学和华西医科大学，现就职于昆明医科大学附一院精神科）。

但随着人们对 ADHD 研究的进一步深入，目前医学界比较认可的观点是，ADHD 是与脑部神经发育相关的执行功能障碍。所以 ADHD 对一个人在人生不同阶段，在学校、工作场所、家庭生活和社会交往等各个场合的认知、情绪和行为功能上，都有不同程度的影响。这样一来，ADHD 的诊断就没有那么简单了，需要多方面地收集信息和综合评估。

ADHD 的诊断容易让人疑惑。ADHD 虽然被认为是脑部神经发育方面的障碍，但是并不能通过血液检查、脑部扫描和量血压等手段来诊断。ADHD 专业诊断的核心更多与这个人的生活功能有关。

诊断一般由精神科或神经科大夫来做。

● 全面、正确的诊断由哪些部分组成

1. 临床面谈

- 目前的挑战、症状

- 优势、特点、技能

- 家庭生活、每日压力

- 学生：学校表现（作业、成绩、课堂纪律、人际关系）

- 成人：工作表现（效率、拖延）

- 生长发育情况：出生时的情况，成长不同阶段的情况

- 家庭健康状况：身体疾病、过敏、视力和听力、睡眠、肠胃、烟酒和毒品使用情况，情绪状况以及家族精神障碍史（注意力、情绪、社交、认知）

- 以前及现在的用药情况

- 环境变迁

- 以前做过的评估

80% 甚至更高比例的 ADHD 人群至少有一种精神健康疾病，不少人甚至有 2~3 种以上。常见的焦虑症、抑郁症、对立违抗障碍、品行障碍、学习障碍、抽动症、双相情感障碍、高功能自闭症等，主要通过面谈和相关量表来排查。

2. 必要的身体检查

内分泌疾病、癫痫、视力或听力障碍、运动障碍、大脑损伤、某些药物的不良反应等也可能造成与 ADHD 相似的症状。

另外，如果涉及服药，身体状况是否适合相应的药物也需要考量。

3.ADHD 和相关障碍的评估量表

收集当事人相关信息后，根据年龄和具体情况，可能需要使用一些量表来评估，在学校／工作和家庭等场合，与同龄人比较，他们的认知、情绪、行为等方面症状的频繁度和严重性。

常用的量表包括：

- 康奈尔行为测试量表（Conners Comprehensive Behavior Rating Scales）

- 贝克（Beck）系列共症排查（包括愤怒、焦虑、抑郁和破坏性行为）

- 文德犹他自评量表（Wender Utah Rating Scale）

- 布朗 ADHD 量表（Brown Attention Deficit Disorder Scale）

- 巴克利 ADHD 量表（Barkley Adult ADHD Rating Scale-IV）

- 巴克利执行功能量表（Barkley Deficits in Executive Functioning Scale for Children and Adolescents）

➲ 关于诊断要注意的两个问题

1. 关于神经心理测试

神经心理测试包括智力测试（韦氏儿童智力量表、瑞文智力测验）、执行功能测试、注意力/多动/冲动测试、记忆功能测试、语言功能测试、学习成就测试、社会功能测试、人格测量、心理情绪功能测试、视觉运动协调功能测试等。

这些测试都是在特定的空间和时间做的，不少是通过计算机来进行的持续性表现测试（测试注意力及冲动）。由于 ADHD 人群的特殊性，比如他们在一对一情况下可能很专注，测试结果未必能代表他们在学校和家里的情况。测试结果需要受过严格相关训练的专业人士来做解读和诊断。

神经心理测试可以从认知、社交、情绪和行为等方面来比较整体地了解孩子，帮助家庭、学校和专业机构更精准地来支持孩子。

2. 有两个辅助检查目前不是必需的

- 脑部扫描。虽然现在正电子发射计算机断层显像技术和功能性磁共振成像得到的数据，可以显示 ADHD 人群和非 ADHD 人群脑部各个部分的活跃程度和大小的不同，但是由于我们对脑部认识的有限性和技术局限性，目前还不能用这些造影成像技术来诊断 ADHD。

- 基因测试。虽然 ADHD 的成因与基因有相当大的关系，但目前对基因的研究有限，还不能通过几个基因来测试 ADHD。

总的来说，在诊断过程中，临床经验占很大比重。

大家从诊断步骤和所含内容可以看出，诊断一个案例是需要时间的，可能一个临床面谈至少就需要 2 小时或以上，还不包括相关的测评和身体检查。所以，可能需要就诊几次。

如果你到医院去，发现医生在问诊和诊断时没有涉及上面所说的步骤和内容，或者很草率地在 30 分钟内给出结论，那你最好另外找一家医院看看。

● 对于诊断，个人能做什么

可以通过网上自测工具来诊断 ADHD 吗？答案是不可以，但可以作为初步参考。

《精神障碍诊断与统计手册》（第五版）的诊断标准是给专业人员做参考的，不是给非专业人员自测用的。网上有很多自测题，一般都是根据《精神障碍诊断与统计手册》（第五版）的诊断标准改编的，只能作为自我测评的初步参考，不能作为诊断。

如果你根据《精神障碍诊断与统计手册》（第五版）的诊断标准，或者一些网上的自测题，怀疑自己或孩子可能有 ADHD，那么你需要思考一个特别重要的问题：症状是否已经严重到明显影响社交、学业、工作和生活的至少两个方面？并且这种严重性已经持续了至少半年以上？

如果是，请找专业医院的专业医生做诊断。有时候，这些严重影响你的症状可能并不是 ADHD 导致的呢！

找专业医院的专业医生进行诊断，还有一个重要的原因：如果确诊，你可能会考虑使用相应的药物来治疗。而根据中国法律，能开具处方药的只有专业的医师。总的来说，在美国，对于 80% 的 ADHD 人群总能找到一款合适的药物。在国内，因为治疗 ADHD 的一线药物有限，这一比例可能要低不少。

药物治疗 *

在确诊 ADHD 以后，家长面临的首要问题就是要不要让孩子吃药。由于受传统"是药三分毒"观念的影响，要不要吃药就成了治疗 ADHD 的热门话题。

药物的原理

当孩子面临任务的时候，他们需要神经递质（主要是多巴胺和去甲肾上腺素）的有效制造、释放和加载，来确保脑细胞之间信息传递的通畅，从而能够集中注意力和自控力来完成任务。药物的作用机制就是提高大脑参与自控、专注和动机的神经递质的水平。

药物的种类

常用的 ADHD 一线药物有两类：

- 中枢神经系统兴奋剂。包括盐酸哌甲酯（methylphenidate），比如利他林（Ritalin；短效制剂）和专注达（Concerta；长效制剂）；苯丙胺（Amphetamine，也称安非他明），比如阿德拉（Adderall）和德太德林（Dexedrine）。

---

* 本节内容由精神科医师／心理治疗师梁志中副教授审阅（梁志中医师毕业于香港理工大学和华西医科大学，现就职于昆明医科大学附一院精神科）。

- 非中枢神经系统兴奋剂。去甲肾上腺素再摄取抑制剂，药物有托莫西汀（Atomoxetine），比如择思达（Strattera）。

其他推荐药物有：α-2 去甲肾上腺素能受体激动剂，如可乐定（Clonidine）和胍法辛（Guanfacine）；抗抑郁药，如安非他酮（Bupropion）、文拉法辛（Venlafaxine）；还有中医方剂。

此外，还应关注 ADHD 共症的药物使用。对共患抽动障碍的，可能推荐托莫西汀和可乐定同为首选治疗药物；对共患焦虑障碍的，一般可能首选托莫西汀治疗。由于共症的复杂性，医生开出的药物可能会不同于上述的选择。

⊙ 如何选择药物

医生一般会选择先开中枢神经系统兴奋剂，其中盐酸哌甲酯最常用。这类药物见效快，服药后 1 小时就开始产生效果。利他林的功能可以维持 4 小时左右，属于短效制剂。长效制剂有利长能（Ritalin LA）和专注达，药效能维持 8 小时左右。许多家长给孩子服这类药物时，选择在需要的时候服用，比如上学日或需要专注时。不过，越来越多的医生会建议，即使节假日也需要持续服用。

如果这类药物效果不好，或者副作用大，医生会选择非中枢神经系统兴奋剂，比如托莫西汀。托莫西汀起效缓慢，一般用药 1 周后症状有些改善，要 4~6 周才能达到最佳效果。所以一旦开始服用，不能因短期内无效而停用。在服用过程中停药会对判断药效产生影响。这两类药物没有哪种更好之分，主要依据孩子的适应度来决定使用哪一类。

因为大多数 ADHD 孩子并不仅仅有 ADHD，还有其他共症，所以，有经验的医生会根据每个孩子的具体情况综合权衡，开具其他药物。

● 药物的副作用

ADHD 药物的副作用最常见的可能有胃肠道症状，比如胃口不好、肚子不舒服。还有部分人可能出现头晕、入睡困难、情绪波动和心率增加。很多孩子刚开始都可能会有反应，一般会有一个适应的过程，可能需要一两周甚至更长时间。当然也有孩子反应特别大，但这种情况占比较低。关于适应度，多数情况是副作用多少可能会有一些，但孩子能学会调整生活习惯来适应药物。较常见的是孩子在药效期间没有食欲，比如在学校里吃午餐时没有胃口。那么应对方法是：孩子在早餐和晚餐时吃得丰富些，在下午回家（药效基本消失了）后补充健康零食。如果孩子服用药物后，性情变化比较大，比如呆滞、暴躁、嗜睡等，或者情绪变得易怒、烦躁、焦虑，即使注意力有改善，也需尽快去看医生，调整药物种类或者剂量。

● 药物的效果

大量数据显示了药物的有效性，所以许多主流专家都倾向于建议 ADHD 孩子寻求药物治疗。因为这是最直接、最快速减轻 ADHD 症状的治疗方法，尤其在提高孩子的专注力以及情绪控制方面。一般来说，80%的 ADHD 孩子总能找到一种适合自己的药物。当然，找到适合的药物和相应的剂量需要时间慢慢调试。比如有些人可能需要半年以上才能找到适合自己的药物。而且，即使找到合适的药物剂量，随着年龄增长，可能又需要调整剂量或药物种类。

如果服用药物，强烈建议做好记录。可以做一张表，将你关注的孩子行为，比如做作业的专注度、启动时间、情绪控制、起床速度、睡眠、学校老师反馈的课堂纪律等，按照1—10来评分。这样有意识地观察记录，掌握一手数据，便于以后到医生那里，能够在短时间内清楚、简明地反馈情况。另外，对于ADHD孩子或青少年，在自我认知方面不太客观。特别是青少年，他们可能不喜欢吃药，说吃药没用。那么做这样的记录就可以让数据来证明，药物到底是否有效。

关于药物的耐药性，巴克利博士谈到，服药第一年的效果是13%~64%。耐药性一般在半年以后产生，对大多数人来说是一两年以后，对少数人来说会在半年以内，甚至两三个月内。这需要父母的观察（可见记录的重要性），和医生配合，便于调整到合适的药物种类和剂量。即使药物种类和剂量调整到位，随着孩子年龄的增加，药效也可能递减，需要再调整。

● 药物的正面影响和副作用之间的权衡

根据几十年的研究，长期用药对孩子的体重等身体发育方面并不会有明显影响。短时间内可能会有一些孩子出现体重波动，但是从长期的治疗来看这种情况很少。整体来说，相对于药物对ADHD孩子在学业提升和人际关系改善等方面的正面效果，这些副作用影响不大或者可以接受。

药物治疗对于ADHD孩子，就如近视的孩子配上一副眼镜能看清物体一样。药物虽然不能根治 ADHD，但往往能够改善症状，比如提高一定程度的专注和自控水平，从而增强他们应对学业和人际关系的能力。

但药物并不能让 ADHD 孩子变聪明，或者让一切问题都消失。药物治疗只是 ADHD 治疗方案的其中一部分。

行为训练与父母和老师培训

> 无论是美国儿科学会 2011 年和 2019 年版的《儿童青少年注意缺陷／多动障碍诊断、评估和治疗临床实用指南》，还是 2015 年 12 月发布的《中国注意缺陷／多动障碍防治指南》，都指出 ADHD 是慢性神经和精神发育障碍，应该有一个长期的综合治疗计划，尤其是因家庭和学校的支持而形成对 ADHD 友好的氛围很重要。行为训练，更多是由父母和老师主导，在家和学校孩子出现行为问题的具体场景中，开展有针对性的训练。

家庭和学校进行关于 ADHD 知识技能的有效培训，是除了药物外，专业人士需要提供的重要帮助。

在家里，父母需要接受训练，包括了解有关 ADHD 的正确知识——如何与 ADHD 孩子互动、如何实施执行功能训练、如何帮助孩子管理情绪、如何与老师沟通、如何寻求专业支持等。对于父母培训，一般来说可以是团体培训。不过，如果家庭关系有很多冲突，除了接受一般的培训外，更需要接受家庭治疗的帮助。

在学校，老师需要接受训练，包括教室管理、座位安排、调整作业量、调整考试方式，以及在社交上支持 ADHD 学生等。

对于 ADHD 孩子有效的行为训练，往往是家长和老师配合，在孩子功能受损的具体场景中进行针对性训练。

比如，孩子在家很难开始做作业，会培训家长了解孩子为什么会这样，ADHD 影响着他们的时间观念、任务启动能力、情绪控制等。所以，父母应该通过适合他们的方法，比如拆分作业、外在化提醒、即时奖励与温和管教等方式来帮助他们。如果孩子尽了最大努力还是完成不了学校作业，可能就需要和老师沟通，看看是否需要调整作业量和作业难度等。

孩子在学校如果有行为问题，学校老师除了可以调整座位、教学方式，还可以与家长一起商量办法，比如用每日报告卡等形式，家长和老师配合，来规范和纠正孩子课上的行为问题。

无论何种方式的行为训练，都不能直接提高专注力（药物可以），更多是对父母和老师进行训练，以改善亲子冲突、孩子的叛逆行为，发展出适合孩子的技巧和方法，来恢复学习、社交等功能。比如，俗话说"好记性不如烂笔头"，ADHD 孩子工作记忆比较弱，但可以通过记笔记、外在化等提示来弥补。

在本书后面"教练篇"中，将有具体实操的分享。

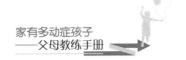

心理治疗

ADHD 孩子让人最抓狂的往往并不是分心、多动等这些外在的问题行为，而是暴脾气、情绪像过山车一样的状态。情绪管理、自我认知和灵活变通等执行功能的不足，常常让亲子关系、同伴关系等受到损害。因为涉及情绪方面的问题，很多父母在寻求帮助时，很自然想到心理咨询师。但是，心理咨询真的可以解决问题吗？

有一位 11 岁的 ADHD 男孩，因为上课以及课间和同学的肢体冲突，常常受到留校处罚。妈妈带孩子去见咨询师。咨询师和男孩讨论了冲突的原因，以及如何识别、控制情绪等。男孩非常聪明，这些技巧都知道，和咨询师做角色扮演时也非常配合。可是，在咨询师这里操练的技巧，并没有改善男孩在学校的状况。

如果孩子只有 ADHD，他呈现的情绪问题，更多是因为神经发育问题导致的执行功能缺陷，而不是心理问题。在咨询师那里和他讲原因、讲道理和教授技能，效果可能有限，因为 ADHD 人群的特点是知道但做不到。他需要的是具体场景下针对执行功能的行为训练。

这个男孩需要父母和学校联手，在课堂上和课间活动的地方，通过规范行为和制订规则来训练他，这样才能真正帮助他改善在学校的行为。

如果孩子除了 ADHD，还有精神健康方面的问题，心理咨询，包括游戏治疗和沙游是有效的。不过，最好找了解 ADHD 的心理咨询师。

　　还有一种情况是父母自身有情绪问题。养育 ADHD 孩子对父母的精力、体力和心理都是巨大的挑战。所以，父母一方面需要储备养育 ADHD 孩子的知识技能，另一方面，如果出现焦虑、抑郁等情绪问题，一定要寻求专业帮助。同样，最好找了解 ADHD 的心理咨询师。

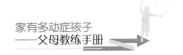

ADHD 教练

作为 20 世纪 90 年代逐渐发展起来的新兴职业，ADHD 教练得到了许多主流学者和医生的认可。

美国 ADHD 界权威巴克利博士、布朗博士和哈洛韦尔博士都在书中提到了 ADHD 教练的有效性。在美国，ADHD 教练最早从辅导成人 ADHD 和大学生 ADHD 开始，目前也在发展针对父母如何教练孩子的家庭教练。

ADHD 教练是针对 ADHD 人群而设计的，除了教练技术外，还需要 ADHD 的专业知识和心理学知识。

ADHD 教练开启了看待和帮助 ADHD 人群的全新视角。ADHD 教练从优势模式的视角去看待 ADHD 人群。帮助 ADHD 人群认识到 ADHD 执行功能的不足，以发现和运用个人优势为根基，发展出技巧来降低执行功能不足对工作、生活和学习的负面影响。

ADHD 教练否认"看病"的概念，就如打篮球需要教练一样 ADHD 人群也需要教练，让越来越多 ADHD 人士愿意主动去寻求帮助，而不会感到自己有精神健康疾病。

在本书后面的"教练篇"，会专门讲一讲这个职业，以及如何帮助家长从教练的角度来教练孩子，从而更好地训练其执行功能。

针对工作记忆、认知和注意力的数字化训练

明明妈妈：原来孩子分心与拖延的背后是执行功能不足啊！

豆豆妈妈：我刚看到一篇文章，说在执行功能里，工作记忆在连接其他各方面执行功能上有非常重要的作用。这家机构推出了工作记忆的训练项目，现在是推广期有优惠，我们组团吧。

明明妈妈：我看看，哦，还是美国顶尖的机构呢！

小莉妈妈：现在这些培训好多，我们怎么知道有没有用呢！为孩子已经花了不少冤枉钱了！才被老公说了一顿！

是否要让孩子到专业的机构训练执行功能？比如，市场上很火的注意力、工作记忆等训练是否有效？

➲ 关于工作记忆的训练

工作记忆，在连接孩子其他各方面执行功能上有着非常重要的作用。现在不少专家认为 ADHD 最核心的部分，并不是注意力缺失，更多是自控力和工作记忆不足的问题。而自控力和工作记忆又彼此影响，不可分割。

人们在学习和工作中，需要在较短时间里保存和处理已知的和新的信息。大脑处理这些信息的过程形成一套系统，这就是工作记忆。

既然工作记忆这么重要，工作记忆训练自然成了认知心理学领域最

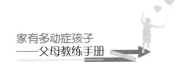

具有商机的研究话题之一。目前最著名的工作记忆训练提供商大概就是 Cogmed。它的工作记忆训练项目也是被研究最多的。

到目前为止，这类主要在计算机上进行的工作记忆训练项目存在很多争议。

2019 年最新修订了第四版，汇集了美国在儿童和青少年精神障碍领域专家们（包括 ADHD 权威巴克利博士）的贡献，并且作为医疗辅导专业人士使用的《儿童和青少年精神障碍治疗手册》（*Treatment of Disorders in Childhood and Adolescence*）中，在针对 ADHD 各种治疗手段的论述中，专门提到了 Cogmed 工作记忆训练项目。并指出从目前的研究成果来看，该项目对治疗 ADHD 的有效性甚微，在训练相关执行功能上没有什么效果。同时，也指出其他类似的工作记忆训练项目同样缺乏有效性的数据支持。

● 精心设计的应用程序或者模拟环境能提升执行功能吗？

美国乔治梅森大学的萨拜因·德贝尔博士（Sabine Doebel），是专注于儿童行为发展的认知心理学家。她指出，人们想通过手机应用程序或者电脑游戏等方式，或者在实验室以及模拟环境中来提高注意力、工作记忆等执行功能是不正确的。执行功能的训练和提高更多需要在真实世界，即在工作、学习和生活的具体场景中来实现。

因为孩子在特制的电脑游戏训练中提升工作记忆或者专注能力，往往并不能运用在实际生活中，比如，训练评估中看似提高的工作记忆和专注能力，并不能帮助孩子做作业更加专注。

虽然执行功能的提升和脑部神经发育相关，因其中的复杂性，我们的认知还是有限的。不过，德贝尔博士指出，是真实世界，即我们周围的环境，塑造了我们的执行功能。

● 数字药物——游戏治疗

2020 年 6 月，美国食品药品监督管理局批准了一款 EndeavorRx 游戏，用于 8—12 岁有注意力缺陷的 ADHD 儿童的治疗。美国食品药品监督管理局 2020 年 6 月 15 日在官方网站上宣称，通过审查 EndeavorRx 游戏针对超过 600 名 ADHD 孩子的跟踪研究，发现注意力水平有所提高，从而带来相关学业表现的提升。

但作为第一款被美国食品药品监督管理局认证治疗 ADHD 儿童的数字药物，它从被批准之日就一直处于争议中。

许多主流 ADHD 权威专家的质疑主要包括：

- 该游戏治疗研究的样本数量和种类有限；
- ADHD 涉及更广泛的执行功能不足，而不仅仅是注意力缺陷；
- 该游戏可能会提高儿童的认知技巧，但可能难以转换为实际生活的技能。

　　ADHD 权威专家巴克利博士和布朗博士在为"爱到底家庭支持中心"*
录制相关课程和接受采访时，对于目前这类数字药物，所持的观点是：
练习这些游戏会提高游戏内的表现，或者能提高和游戏相似的心理测试
成绩，但针对重要的方面，即家庭和学校环境中的 ADHD 症状而言，并
没有发现相应改善。

---

* "爱到底家庭支持中心"是一家专业帮助 ADHD 孩子的机构。

脑电生物反馈及其他治疗方式

大脑在高速运转的时候会有脑电波发出。脑电生物反馈治疗，又称为神经反馈治疗。通过对脑电波频率的采集分析，与正常的脑电波进行对比，筛选出运转比较慢的脑电波，并针对慢的脑电波进行训练。通过"用大脑来控制电脑游戏"方式的训练，帮助孩子的弱项脑电波增强。

目前对脑电生物反馈治疗的效果依然有争议。主流医学界普遍争议的焦点是，目前针对这个治疗方法的研究样本有限。另外，脑电生物反馈的费用也相当昂贵。

巴克利博士在 2020 年 10 月为"爱到底家庭支持中心"录制的课程中提到，脑电生物反馈疗法在起初的研究中有一些积极结果，但在过去 5 年的一系列大规模研究中，虽然用了很好的研究方法，但除了安慰剂效应外，并未显示出任何令人信服的证据证明它有效。

➡ 磁共振生物反馈疗法

关于磁共振生物反馈疗法的资料和研究也很有限。

巴克利博士在 2020 年 10 月为"爱到底家庭支持中心"录制的课程中提到，一项针对青少年的研究发现通过磁共振信号操纵大脑功能，有助于改善 ADHD。不过，这项试点研究只有 12~15 名青少年参加。所以，这种方法虽然看起来很有前途，但仍然需要深入研究。

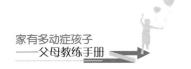
➲ 经颅磁刺激

经颅磁刺激是在头部外面放一个设备，该设备发出特殊磁场，在磁场的位置会改变大脑的功能。虽然一些初步结果显示有效，不过，样本主要取自 ADHD 青少年和成人，而不是孩子，并且样本有限。

➲ 正念冥想

有一些人尝试教 ADHD 孩子正念冥想来帮助他们控制情绪，在提高注意力方面取得了初步进展。但这些研究的科学性不强，样本也不大，所以我们需要用更科学的方法和更多的样本，做更多研究，才能确认正念冥想是否可以帮助 ADHD 孩子。即使有些 ADHD 学者研究正念冥想，也只是作为辅助干预手段。

➲ 鱼油

许多研究将鱼油中的 Ω-3 脂肪酸作为 ADHD 儿童的膳食补充剂。一些初始研究，特别是销售这种补充剂的公司所做的研究显示，至少 25% 的孩子症状改善了。

巴克利博士和布朗博士指出，根据对许多更大样本的研究，通过双盲实验发现，这些膳食补充剂更多是发挥了安慰剂效应。不过，这两名专家也指出，会保持开放心态去寻找更多的研究。

🌱 中医

2017 年 9 月发表在《中医儿科杂志》的《中医儿科临床诊疗指南·儿童多动症》一文指出 ADHD 是先天禀赋不足，后天调护不当导致的肝脏功能失常，阴阳平衡失调所致。

其治疗原则为："按泻实补虚、调和脏腑、平衡阴阳的基本原则进行辨证论治。根据不同证候，分别予以清心平肝、清热豁痰、滋补肝肾、养心健脾、扶土抑木等治法。同时，还可以配合中成药、针刺疗法等治法。"

- 常见中成药：静灵口服液、小儿智力糖浆、小儿黄龙颗粒、杞菊地黄丸。
- 针刺疗法：头皮针、体针和耳针。

当然，该指南也谈到了除此之外的教育、心理疏导、行为矫治和感觉统合训练。

关于中医治疗的有效性，目前相关的研究资料和研究样本都比较有限。从目前我所接触的惠之妈妈朋友圈*中超过 2000 个家庭来看，使用中医方法的比例不多，反馈效果不太理想。

---

* 惠之妈妈朋友圈是由家有 ADHD 孩子或疑似 ADHD 孩子的父母组成的微信群。

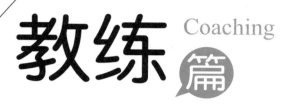

教练篇 Coaching

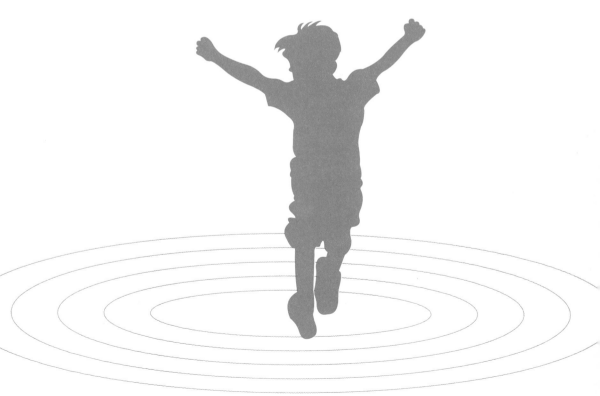

"经常因为起床、睡觉、洗漱、写作业等这些基本的事情吵架。虽然走在学习育儿的路上，还是没有方法，依然被动。"

"我妻子说管不了孩子，我接管后，发现不天天吼，制订的规矩根本无法遵守！"

"每天上班路上就是我情绪沉淀的时间。每天告诉自己尽量不要催，可是看她卡在那，不知道做什么时，我就管不住自己要唠叨。"

"三点半醒了睡不着，后来迷迷糊糊睡着啦，五点半被噩梦吓醒，今天是孩子正式上课第一天，我真是进入了开学焦虑期。"

"为了孩子，这几年不停学习了好多育儿课程，拿了不少证书，但一直不敢讲这方面的课，因为在训练儿子身上还未见成效。怕人家说你儿子都这样，还……这样的孩子怎么训练啊？！"

随着大家对 ADHD 的认识，越来越多父母了解到，目前在国际上，比较公认的治疗 ADHD 科学实证有效的方案是：药物配合行为训练。即使知道行为训练是指前面我们反复谈到的，在具体场景下，在学校和家庭环境中有针对性的执行功能训练。但是，对许多父母来讲，一进入实操，就往往"溃不成军"。

为什么你对 ADHD 孩子的行为训练收效甚微？在引入教练理念之前，我们先来谈谈常见的训练误区。

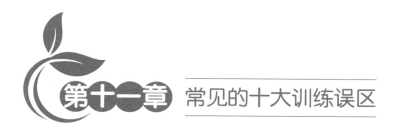

第十一章 常见的十大训练误区

⊙ 误区一：逻辑后果无用

别家孩子一用逻辑后果就有效，我家娃用什么后果都没用，无可救药！

真相：我们在设计逻辑后果时，设定的行为标准忽略了孩子的技能缺乏，所以难以执行。

ADHD孩子背后的执行功能不足是看不见的，这就会导致我们在训练孩子、实施管教时容易忽略他们的技能缺乏，尤其是他们独特的做事秩序容易带来困扰。比如当他们做感兴趣的事情时，专注和效率都没有问题，但父母以这样的标准去要求他们做作业，并用逻辑后果去管教，就往往会失败。

另外，许多父母会很无助和生气，因为他们认为这是孩子自己参与制订的规则，做不到就说明他们不努力、不认真、没有毅力、不守承诺。这恰恰也是养育ADHD孩子的难点：ADHD孩子也不知道自己做不到。很多时候，他们有上进心，想努力，可是因为执行功能不足，在没有针对性的帮助和支持下，难以达到要求。

⊙ 误区二：问题导向

孩子太有挑战了，问题一个接一个，搞得老母亲身心俱疲。

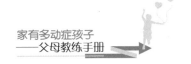

真相：有挑战的孩子让父母习惯性地关注问题。解决问题的方式不是关注问题本身，而是通过正向关注来制造成功体验。

ADHD孩子很容易让我们习惯性地关注他们的问题。这些孩子的执行功能相对同龄孩子更弱，一般在学校或者在家，按照正常的标准，往往无论他们如何努力，都难以得到认可，被潜移默化打上问题孩子的烙印。长期在这样的"浸泡"下，他们也容易形成对自我的否定和低自尊，被当成"问题"来对待，势必收效甚微。

每一个孩子都有优势和独特性。调整视角，开始正向关注：从日常生活中捕捉、赞美孩子的闪光点；出现问题，让孩子参与制订方案，需要根据他们的特点，制订一些目标来认可他们的努力。比如，他们考试可能得不到好成绩，得不到老师的表扬。但是可以把每天要做的功课拆分成几块，只要今天完成一小块任务，就可以因为他努力完成目标而得到一个积分，制造成功体验，从而提升自我价值感。

● 误区三：训练过程对于情绪管理重视不够

学习了好多训练方法，但总是不了了之。因为孩子太容易来脾气了，我也常常控制不了情绪，都耗在情绪的泥潭里了。

真相： ADHD孩子是容易被情绪劫持的一群人，情绪管理一定是重要训练部分。

越来越多的研究表明，情绪过激是ADHD人群非常普遍的症状。但是很少有医生在诊断ADHD的时候会考虑情绪因素。许多人对于ADHD的了解仅停留在外在的行为多动上。实际上，外在行为的多动症状只出现在 25% 的 ADHD 孩子和 5% 的 ADHD 成人身上。如果我们还是仅以"多动"来描述 ADHD 人群，更多的 ADHD 人群就会被忽视，因为他们的症状反映在内在情绪的"多动"，即情绪波动 / 过激反应上。

用执行功能不足来理解 ADHD 人群，就不难理解他们的情绪过激问题，因为执行功能中包含的情绪管理、自我认知、灵活变通、工作记忆和反应抑制都和情绪有关联。

帮助 ADHD 孩子管理情绪涉及如何提高自我调节力，包括识别情绪信号，找到平静下来的技巧、了解压力源、探索解决办法等。

◯ 误区四：训练过程忽略父母的自身成长

我知道对孩子要爱、要接纳，管教要温柔坚定，可我做不到，还常常崩溃，然后又自责。

真相：ADHD 孩子常常挑战父母的极限，父母首先需要照顾好自己，关注自身成长。

巴克利博士谈到的导致孩子叛逆行为的四个因素，实际上也适用于分析如何才能有效地训练孩子的行为。这四个因素是：家庭所处的社会环境、父母个人因素（身体和精神健康状况、工作压力等）、父母和孩子的互动模式，以及孩子个人因素（身体和精神健康、个性特质等）。所以，在训练孩子的过程中，孩子常常挑战我们的极限令我们崩溃，这一定是多种因素综合的结果。不过可以看到，父母关注自身成长，直接关乎除孩子个人因素外的其他三个因素。

父母如何关注自身成长呢？可以从关注意义、身体、职业和关系四个

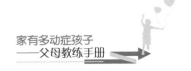

方面开始，练习如何平衡好生活，从而更有力量和智慧来训练孩子。

○ 误区五：时间管理对 ADHD 孩子无效

孩子做事情磨蹭，指导他做计划，给他计时器、沙漏等工具，帮助规划时间，怎么就无效？！

真相：ADHD 孩子做事磨蹭和执行功能有关，并且他们眼中的时间维度只有"现在"和"不是现在"。

因为 ADHD 孩子的磨蹭常常让人抓狂，所以父母想到的训练方案往往从时间管理入手。可是将各路时间管理高手的技巧套用到 ADHD 孩子身上时，却往往以失望和沮丧收场。因为 ADHD 孩子磨蹭不仅仅是时间管理的问题，更多是执行功能问题。

比如早上起床，并不是仅仅设置闹钟就可以搞定的。可能因为前一晚睡眠不好，孩子需要控制情绪并坚持准时上学的目标，才能起床；在这个过程中，需要保持专注，才不会被旁边的东西分散注意力；同时还需要依靠工作记忆，来帮助她将上学迟到和相应后果关联起来，从而有动力促使她立刻执行。

ADHD 孩子的时间概念和非 ADHD 孩子不一样。非 ADHD 孩子能清楚地区分过去、现在和将来。而许多 ADHD 孩子眼中的时间维度只有两个："现在"和"不是现在"。所以，只要作业不是现在交，就没必要现在做。

ADHD 孩子需要时间管理，但必须从执行功能的角度综合考虑，才会有成效。

❍ 误区六：只有执行功能强的父母才能训练孩子

既然 ADHD 背后是执行功能的问题，父母有 ADHD 或者执行功能很差，就无法训练孩子。

真相：有 ADHD 或者执行功能差一些的父母，训练过程中对孩子能够感同身受，正好和孩子一起成长。

执行功能比较强的父母的优势可能是，可以将自己的优势技能教授给孩子，同时在训练孩子的过程中，因为执行功能强也比较容易将训练措施坚持下去。不过，这类父母的弱势，就是很难去共情孩子，并且在训练过程中比较强势，难以发挥孩子的主观能动性，有时因为缺乏理解，容易发生亲子冲突。而这些弱势恰恰就是执行功能差一些的父母的优势：他们容易共情孩子，在训练过程中比较谦卑，正好有机会和孩子一起练习，彼此监督。

其实无论执行功能强弱，在训练孩子的过程中，建立在对 ADHD 正确认知上的对孩子的接纳、鼓励和愿意一起改变、进步的心，才是父母训练孩子的根基，与执行功能强弱无关。

❍ 误区七：训练孩子不能用物质奖励，这样会导致孩子追求外在表现

养育孩子要看重培养孩子的品格，关注内心，所以不能用物质来奖励孩子的正向行为。

真相：由于 ADHD 孩子很难得到周围的肯定，因此需要制造成功体验，来提升正确的自我认知。

在训练孩子的行为时，是否可以用积分代币等奖励方式？这常常是困扰许多父母的问题。答案是可以。原因有四点。

第一，孩子的特点。ADHD 孩子的执行功能比一般孩子弱，他们的延迟满足能力也相对弱，需要通过看得见、摸得着，可以马上得到的奖励来提醒他们的成功。

第二，周围环境对孩子的评价体系。这些孩子的执行功能弱，一般他们在学校或者在家，按照正常标准，无论如何努力，可能永远得不到认可和肯定。所以，需要根据他们的特点，制订一些目标来认可其努力。

第三，向孩子传递价值观更多发生在生活点滴中。要培养孩子成为有理想、有道德、有使命的人，更多是在生活点滴中言传身教，比如，父母表达出的工作和生活态度，父母如何应对生活的挑战，父母如何和孩子谈论学习的目的和意义。

第四，每个人都有想要通过努力得到报酬的天性。

◯ 误区八：ADHD 孩子多夸也不管用

知道 ADHD 孩子不容易，从小时候开始，我就很注意夸他。不过，为什么他现在对自己评价很差呢？

真相：夸奖有学问，用成长型思维的方式来鼓励孩子才是正确的。

由于受"孩子是夸出来"的影响，许多父母很注意夸奖孩子。不过，仔细观察，会发现不少父母使用的是固定型思维的夸奖模式。

美国斯坦福大学的卡罗尔·德韦克（Carol Dweck）教授在《终身成长：重新定义成功的思维模式》（*Mindset: The New Psychology of Success*）中

提出，人的思维模式分为两种：固定型思维和成长型思维。固定型思维认为一个人的智力是一成不变的，固定型思维的人往往害怕失败，担心自己看起来不那么聪明，拒绝接受挑战、面对困难，从而使他们的发展潜力受到限制。而成长型思维则认为一个人的智力是可变的，通过努力和挑战可以改变智力和能力。所以，相信自己的潜力，困难和失败是成功之母。

"你真棒"式的夸奖更多反映了固定型思维模式，往往直接指向人本身聪明与否，或者结果好坏。

许多 ADHD 孩子小时候被父母夸"很棒""很聪明"，一方面，他们容易在这样的固定思维的影响下止步不前，不愿意接受挑战；另一方面，随着学业压力越来越大，执行功能不足会造成学业困难，他们会越来越疑惑自己是否真的"很棒""很聪明"，容易越发加倍否定自我的价值。

ADHD 孩子非常需要鼓励和被肯定。所以，正确的夸奖应该是以成长型思维的方式，即夸奖努力和过程，鼓励他们去挑战、发挥优势和潜力，因为智力和能力是可以改变的。

● 误区九：没有植入关于 ADHD 的全面知识

因为社会对 ADHD 认知有限，担心告诉孩子 ADHD 会给他贴上负面标签，悄悄给他治疗就好了。

真相：ADHD 给孩子带来的挑战是非常真实的，不告诉他真相，反而会加深其对自我的负面认知。

ADHD 给孩子带来的挑战是非常真实的。他们上进、努力和认真，但往往因为分心、多动、自控力差等执行功能不足，在学业和人际交往上备受挫折。他们也不知道自己为什么会这样；面对老师和父母的误解和指责，最后他们也开始认同周围人对自己的评价。在外部负面环境和内在自我否定的双重压力下，他们开始畏难、退缩、厌学、逃避现实，沮丧无助，自暴自弃，容易出现焦虑、抑郁和反社会等诸多心理问题。

正确做法是，孩子被诊断为 ADHD 后，在父母有对 ADHD 的正确认知的前提下，从优势模式的视角来正向引导，即帮助孩子发现自身的优势和长处，从执行功能的角度讨论那些问题行为对学习、生活带来的挑战。然后和孩子聊聊如何应对这些影响自己发挥优势的执行功能挑战。应对方法包括发展适合自己的技巧方法，寻求专业教练与辅导，服用药物等。

对于是否直接告诉孩子 ADHD 这个诊断名称，主要还是取决于父母如何看待 ADHD。如果父母自己是从优势模式看待 ADHD 的，那么告诉孩子 ADHD 也无所谓；如果父母自己还没有建立正确的认知，可以根据孩子的年龄和接受程度，通过各种各样的比喻和代名称来表述。

➲ 误区十：集中精力和资源把孩子训练好

趁着孩子还小，我们夫妻俩想好好学习，把孩子训练好，免得长大以后出现那么多问题。

真相：训练孩子不是要搞定孩子，而是"授之以渔"的教练过程。

ADHD 孩子的训练需要根据不同的年龄段进行调整，对孩子和父母来讲，训练都是持续成长的过程。

对于 ADHD，因为疾病模式的观念，我们多少会带着将孩子治好或者训练好这样的想法。但对于 70%~80% 的孩子来讲，ADHD 会持续到成年，这就意味着要思考如何与之共存。

ADHD 孩子和非 ADHD 孩子一样，在不同时期有不同的挑战。建立对 ADHD 的正确认知，不仅包括对 ADHD 背后执行功能不足的认知，也包括对 ADHD 人群在不同阶段面对的不同挑战的预见性。比如，ADHD 孩子年幼的时候，坐不住，动来动去像个马达；但长大以后，可能外在的多动减轻了，但情绪更容易过激；ADHD 青少年和非 ADHD 人群一样，有强烈的对独立空间的需要，但执行功能比同龄人弱一些，他们的学习生活需要架构化。还有，大学时代如何完成从开学就布置，却要到期末才交的论文？工作后如何在截止期前完成任务？和同事能够彼此合作吗？

如果从优势模式出发，有效训练的关键在于，父母帮助孩子建立对自我的正确认知，知道自己的优势和在执行功能上的挑战，多尝试发展一些方法和技巧应对目前的挑战。同时，在家庭的接纳和支持下，接纳自己的有限性，学习寻求帮助，对未来有信心和盼望。并且，这些意识和信念会在孩子长大离开父母后持续存在，支撑孩子步入成人世界后持续成长。

识别上述常见的训练误区，实际上都是强调在养育孩子的过程中，不是亲力亲为，想要搞定孩子，而是"授之以鱼不如授之以渔"。这就意味着在该过程中，父母是教练，要尊重孩子是一个独立的个体。这就是"教练篇"的主题：如何做孩子的教练，来帮助和支持他们持续成长，成为自己生活的责任人。

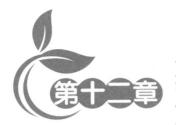

第十二章 授之以鱼不如授之以渔
——ADHD 教练

ADHD 教练的源起

"南希！你什么时候才能从错误中吸取教训？！"

很多年以后，爸爸责备自己的声音还常常萦绕在南希的耳边，仿佛就发生在昨天。

南希成长在一个德裔美国家庭。作为家里4个孩子中最小的那一个，她记得大哥在12岁的时候，因为动作慢，常常赶不上校车而被爸爸反复训练的情景：爸爸专门给哥哥设计了一个从穿衣、收拾书包到出家门赶校车的程序，爸爸拿着秒表计时，每天一遍又一遍地训练哥哥好几次，直到哥哥能够按程序，在规定的以秒为单位的时间内按时坐上校车为止。

而她自己，在高中离开家之前，常因结巴被同伴嘲笑、数学不好以及被许多连自己也不知道原因的行为问题所困扰。如果没有爸爸严格执行家庭作息时间以及将事务程序化（包括做作业），她绝对不会以优秀生的身份高中毕业。

当她顺利进入大学后，却发现无法适应大学的学习：上课迟到；无法完成论文；在书桌前坐了几个小时，却难以进入学习状态；不仅老师，连她自己也不明白为什么在课堂上思维活跃、对所学知识理解能力强的自己，却在各种论文和考试的成绩上表现不佳……

在别人的建议下，南希去做测试，结果被诊断为读写障碍。凭借对读写障碍的认知和学校给予的相应帮助，南希终于大学毕业。

但是，南希不知道为什么，进入职场总是遭遇种种不顺利。

随后南希进入哈佛大学攻读教育学研究生。她努力想各方面都做得优秀，但总是做不到。她崩溃了。经历了无数位治疗师的辅导，还有精神科大夫的诊断，她终于知道了答案：她有 ADHD。

南希·瑞提（Nancy Ratey）后来成为美国 ADHD 教练行业的先驱。她的先生，约翰·瑞提（John Ratey）是 ADHD 方面的专家。他与哈洛韦尔博士合著的《分心不是我的错》（*Driven to Distraction*），成为在美国社会普及 ADHD 的畅销书。也因为南希在 ADHD 教练方面的实践和研究，ADHD 教练（ADHD coach）这个职业第一次出现在上面那本书里，让人们认识到了这个新兴职业。

作为 20 世纪 90 年代逐渐发展起来的新兴职业，ADHD 教练得到了许多主流学者和医生的认可。美国 ADHD 界权威巴克利博士、布朗博士和哈洛韦尔博士都在书中提到 ADHD 教练的有效性。

ADHD 教练的发展

说到教练，人们很容易联想到传统意义上的体育教练。体育教练传授运动技能和经验。在 20 世纪 90 年代，从美国开始，教练逐渐发展为一个比较独立的学科，有了自己的一些专业机构，例如教练协会（Association for Coaching，AC）、国际教练联盟（International Coach Federation，ICF）、欧洲教练与导师委员会（European Mentoring and Coaching Council，EMCC）等。教练职业的发展，融合了教育学、哲学、个人发展、心理学、神经科学和组织管理学等多个领域的理论和实践。

专业的教练在教练过程中使用沟通技巧，引导和帮助来访者多维度地发现和解决问题，从而实现目标，可以涉及职业、家庭、生命成长、运动和精神等多个层面。

ADHD 教练作为教练的分支，专门针对 ADHD 人群。ADHD 教练除了教练技术外，还需要具备 ADHD 专业知识和心理学知识。

在 ADHD 专业知识层面，教练帮助 ADHD 人群认识到他们执行功能的不足，以发现和运用个人优势为根基，发展出技巧来降低执行功能不足对工作、生活和学习的负面影响。

在心理学层面，ADHD 教练更多运用基于认知行为治疗的理论和技巧。认知行为治疗（Cognitive Behavior Therapy, CBT）是一种心理治疗方法，简单来讲，就是通过改变来访者不合理的认知，从而解决其心理问题。认知行为治疗对于有效治疗成人 ADHD 有大量的实证研究证据。

ADHD 教练最早从辅导成人和大学生开始，近年来，针对 ADHD 儿童和青少年，也开始发展出 ADHD 家庭教练，训练父母成为教练，将家庭婚姻治疗的系统理论和方法融合进教练过程中。

● ADHD 教练的优势

教练对待 ADHD 人群有一大特点，就是从优势模式，而不是疾病模式去看待这个群体。ADHD 人群有那么多积极方面的特征，他们的大脑神经运行机制与非 ADHD 人群在不同的频道上，有着一套自己的做事秩序。

所以，ADHD 教练尊重 ADHD 人群。在教练过程中，与来访者结成合作伙伴关系，视他们为一个个独立的个体，有创造力、有智慧，是自己生活的责任人。

教练需要做的是和来访者一起，引导来访者了解其执行功能不足带来的挑战，发现其优势和独特的做事秩序；在教练过程中，支持其尝试并发展出应对挑战的技巧方法，来发挥自己的潜力，达成目标；帮助、支持和鼓励来访者搭建有自己特色的人生大厦。

11 岁女孩思思被诊断为 ADHD 和轻度焦虑症，母亲刚刚为她办理了休学手续。知道诊断结果后，思思的父母都很无助，一方面为知道了思思目前状况的原因而感到释怀；另一方面，诊断的结果又让他们感到很失落——以前活泼的女儿成了现在这样的状况，而且要终身与 ADHD 为伍。思思的情绪也非常低落，因为从医生和父母的只言片语中，她感到自己得了 ADHD 这个病，以后永远只能处于这样糟糕的状态中。

当他们了解到 ADHD 教练后，就抱着试一试的态度尝试了，全家参与了整个训练过程。ADHD 教练引导他们从执行功能的维度去了解 ADHD 是什么，去解释目前思思的状况，本来心不在焉的思思凑了过来："这不是在说我吗？我就是这样的！爸爸妈妈他们从来就不理解我！"

当从多元智能(后文会提及)等方面去聊思思是否有这些特点时，思思的眼睛一下子瞪大了："哇，好多特点我都有，另外好多事情我从来都没有尝试过呢！我想试试——"

➲ ADHD 教练与心理咨询的异同

相似之处

- 要求来访者有主动改变的意愿；

- 为来访者提供信任、安全和保密的氛围；

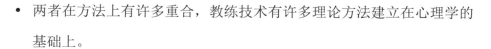

- 两者在方法上有许多重合，教练技术有许多理论方法建立在心理学的
  基础上。

  不同之处

- 与来访者的关系

  ADHD 教练：合作伙伴关系，来访者是自己生活的专家，ADHD
  教练是教练过程的专家。

  心理咨询师：虽然近年来许多心理流派越来越强调伙伴关系，但
  总的来讲，心理咨询师作为专家的角色会多些。

- 工作内容

  ADHD 教练：焦点在于发掘来访者的优势潜力，以及帮助其在执
  行功能方面发展出相应的技巧， 以达成目标为导向。由于 ADHD 往
  往会伴随一生，ADHD 教练的最终目标，是要协助来访者发展出自我
  教练系统，包括一套自我规划技能，或者如何与周围人建立团队合作
  "作战"，以应对日常生活的挑战。

  心理咨询师：焦点在于来访者的心理治疗，以及帮助其建立对自
  我的正确认知、发展出相应的洞察力和应对生活的技能。如果来访者
  除了 ADHD 还伴有比较严重的精神问题，影响教练过程，需要转介
  给精神科医生进行诊断和治疗，或者心理治疗师进行心理治疗。待精
  神健康状况稳定，可以继续教练。如果接待来访者的 ADHD 教练同
  时具有心理咨询师资格，可以先进行与精神障碍相关的心理治疗，再
  进行教练工作。

ADHD 教练的过程

下面，我们来看一个有 ADHD 孩子的家庭接受 ADHD 教练的案例。

亮亮爸爸一直认为 11 岁的儿子就是懒，缺乏毅力和刻苦精神，因为亮亮从小玩乐高、画画都很有天赋，一说学习就不愿意。尤其到了小学高年级，老师也反映亮亮聪明但不用心、上课走神、做作业马虎。现在又与班上一个成绩差、调皮的同学交上了朋友，上课两人隔着桌子也能说话，成绩下降得厉害。

亮亮爸爸认为妈妈宠孩子，眼睁睁看着孩子学习习惯差、脾气大、越来越没礼貌，还不管。亮亮妈很苦恼，孩子从小身体不好，过敏严重，她为此操了不少心。面对老公的指责，她感到很委屈，觉得自己用心照顾孩子，怎么会是这样的结果。面对孩子成绩下降她也很着急，但不知怎么办。亮亮妈妈闺蜜的孩子也过敏，两人常常在一起交流关于过敏的话题。最近听闺蜜说她家孩子被诊断为 ADHD，细细一打听，亮亮妈妈发现用那些症状对照自己孩子，怎么看怎么都像。

亮亮爸爸一听妈妈讲 ADHD，非常生气，认为这孩子就是没有教好，还给他找一个理由。亮亮妈妈执意带着孩子去做诊断，果然是 ADHD。亮亮妈妈整个人都懵了：自己孩子怎么得了这种病？！

更让亮亮妈妈震惊的是，她发现自己非常疑似 ADHD。她这些年来时而徘徊在抑郁的心境中，曾经被诊断为中度抑郁症。因为身体状态不太好，加上儿子刚出生也不省心，儿子出生后不久，她很快就辞职在家。回想自己学生时代上课走神，天天做作业到很晚才睡；工作后从事财务和行政工作，频繁换工作，好不容易做一份销售工作有些起色，又因为孩子出生而辞职。

亮亮妈妈报名参加了一个为期8周的"执行力团体教练"课程。这是针对家有ADHD孩子的父母的团体课，在线上进行。共有10个家庭参加，其中8个家庭只有妈妈参与，一个家庭是夫妇同时出现，亮亮家主要是妈妈参加，亮亮爸爸偶尔现身。因为是教练课，旨在帮助父母如何成为孩子的教练来训练孩子，所以每周都有练习，需要在周间做。亮亮妈妈上课发言很积极，不过，周间的作业练习她刚开始还可以坚持，后来就不做了。

亮亮爸爸在最后一次团体教练课上发言说，这门课彻底颠覆了他对ADHD的认知，他很认同从优势角度来帮助孩子。亮亮妈妈也很有感触，上完课后，他们不再盯着孩子的缺点较真，而是更宽容，因为知道孩子有些事不是不想，而是不能。她特别提到，亮亮爸爸好久没打过孩子了（之前常打）。他们的家庭氛围和谐了很多，爸爸学会更多地欣赏孩子的优点，父子关系好了，孩子变化很大。

团体教练课程结束两周后，亮亮妈妈决定做一对一家庭教练。虽然现在他们的家庭氛围好了许多，但是孩子到了青少年期，针对具体的事情不知道该如何提供帮助，以及训练的度不知道如何拿捏。他们一家三口来到了教练工作室，爸爸话不多，妈妈看起来有些焦虑，孩子瘦瘦的、很健谈。

第一次教练时间结束后，亮亮妈妈非常感叹，以前团体教练课也涉及刚才学到的一些技巧，但看到老师做，感觉又不一样。看来真是需要外部专业人士帮助厘清问题，因为当局者迷。

一对一家庭教练辅导进行了一段时间后，亮亮妈妈反映孩子在人际关系和学业方面的问题好了很多。他们夫妻俩也慢慢找到了适合自己家庭的一些方法技巧来与孩子互动。不过，在这一过程中她强烈意识到自己非常需要帮助，因为她自身也有许多问题未解决。她希望有一对一的个人教练辅导，不仅能帮助自己，同时也能帮助儿子。

在一对一的教练过程中，亮亮妈妈谈到自己一直很困惑，为什么自己无法坚持做一件事情，常常虎头蛇尾；情绪波动很大，很容易对自己感到失望无助而滑向抑郁边缘。为此她学习了许多个人成长类课程，还通过了心理咨询师资格考试。亮亮妈妈从 ADHD 背后的执行功能角度去解释自己的行为，感到特别吻合，于是下决心做一些改变。

教练从梳理她的特点和优势开始，通过制订一两个具体的小目标，来尝试发展一些适合的技巧，帮助她应对执行功能上的挑战，比如如何坚持读完一本比较专业的书。从刚开始的意气风发、中途沮丧和挫败，到尝试一些方法后继续坚持，最后她成功读完。亮亮妈妈在这个过程中，了解到了自己的优势和独特的做事方式，尝到了成功的滋味。继而又设定了一些小目标……

在持续半年多的教练过程中，除了亲子关系、婚姻关系以及与孩子学校沟通的一些挑战外，亮亮妈妈也经历了一些意外，不过，因为有 ADHD 教练定期的引导、鼓励和陪伴，她明显感到不那么焦虑了。在最后一次总结中，她和教练一致认为，她在自我认知、个人成长和目标、时间管理方面有很大提升，有了自我教练的意识，同时也学会如何将先生和孩子纳入自己的支持团队。

亮亮一家在教练过程中有所成效，很关键的一点是：ADHD 教练在帮助 ADHD 人群时，不是以疾病或者精神障碍作为出发点来看待他们，而是视为有智慧、有潜在能力的合作伙伴。

在亮亮一家的教练过程中，不是教练给解决方案让他们照着做，而是通过引导，让他们思考和决定解决方案，最后帮助他们获得自我教练意识。亮亮妈妈在最后一次交流中，不再针对儿子的问题，而是询问在和儿子的互动中，如何发问引导，问出好问题。

ADHD 教练为 ADHD 的治疗干预打开了一扇比较中性与积极，又有助于自我成长的大门。就如其他领域需要企业管理教练、财务教练、健康教练、运动教练、个人成长教练一样，每个人都是有限的，每个人都需要寻求帮助。

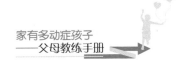

ADHD 教练的原则

从 2018 年开始，我有意识地将 ADHD 教练的理念植入对 ADHD 来访者的一对一个人辅导和家庭辅导之中；并且着手研发"执行力团体教练小组"课程，来带领和陪伴家有 ADHD 孩子的父母。2019 年 5 月，"执行力团体教练小组"第一次正式开课。

从 2018 年到现在，通过我和我的团队进行的上万人次的直播互动、数千个家庭咨询和教练服务的案例中，我总结了下面 6 个本土化的 ADHD 教练原则。

1. 尊重来访者，相信他是自己生活和工作的责任人

ADHD 教练和来访者是合作伙伴，大家彼此在各自专业领域发挥长处：来访者是自己生活的专家，ADHD 教练是训练过程的专家。

2. 优势模式，帮助来访者发现并挖掘他的特质和优势

每个人都有自己的特质、独特的做事秩序、感兴趣与有优势的领域；ADHD 教练不能给予来访者自身没有的东西，而是引导、鼓励他们找到属于自己特质的做事方式和技巧，以及能发挥自己热情的优势区。

3. 正确认知 ADHD，聚焦执行功能维度来看待行为模式的挑战

ADHD 症状给来访者带来的挑战是非常真实的。ADHD 教练引导来访者从执行功能维度去客观看待和认识自己的行为模式，结合特质和优势来发展相应的技巧方法。

4. 目标导向，帮助来访者从知道到做到

ADHD 的实质是执行功能不足，知道但做不到，所以教练过程就是要帮助他们在知道和做到之间搭一座桥梁，以达成目标。

5. 关系优于执行功能训练

家有 ADHD 孩子或者 ADHD 成人，关系方面往往挑战最大。教练过程要在家庭系统框架下去引导，帮助家庭建立良性互动的关系。

6. 着眼全人发展的 MCS 理念 *

无论是 ADHD 孩子或成人，还是他们的家人，都很容易被眼前的问题所困扰。MCS 理念，即使命（ Mission ）、品格（ Character ）、服务（ Service ），这一全人发展理念在这个人群中更为重要。

- 使命，即在生活中寻求意义，而不是以自我为中心。换句话说，就是从小事开始，成为给周围人带来益处和祝福的人。

- 品格，即成为什么样的人比做什么样的事更重要。父母需要观察和训练孩子的品格。

- 服务，即学习技能去服务身边的人。学习做各种家务就是最"接地气"的技能。

在前文亮亮一家的教练辅导案例中，上述原则都已融入其中。ADHD教练过程，是基于优势模式的全人辅导。

---

* MCS 理念的提出来自北京根基教育机构。

ADHD 教练需要：

- 具备专业的 ADHD 知识、教练技术、家庭婚姻治疗系统理论、MCS 亲子教育理念、全人教育和职业伦理。

- 遵守职业伦理规范，在督导系统下，在法律框架内，保证来访者的权益。

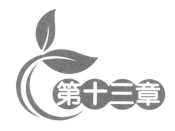

第十三章 父母如何运用 ADHD 教练模式，成为孩子的教练？

需要遵循的教练原则

养育 ADHD 孩子不容易，极具挑战，因为问题太多，父母很容易成为问题解决专家。

从早上起床开始，到下午放学写作业，再到晚上上床睡觉，磨蹭、分心、走神，再加上时不时闹点脾气，每一步都让父母操碎了心。

父母不知不觉中成了孩子的拯救者。孩子小的时候，父母努力认真尽责，还能"拯救"；当孩子大了，到青少年阶段，他们长大了，要自主了，父母发现拯救不了了。不仅拯救不了，反而面临亲子关系的冲突，父母很快变成受害者：付出太多，得到的却是孩子的抱怨、家人的指责、朋友的误解。

如何避免掉入拯救者或受害者的陷阱呢？父母需要成为建造者，成为孩子的教练去训练孩子，不是直接给他鱼吃，而是教他怎么钓鱼。

"授之以鱼，不如授之以渔。"授人以鱼只救一时之急，授人以渔则可解一生之需。

所以，基于ADHD教练理念和原则，父母作为教练要持有如下态度。

1. 改变亲力亲为的拯救者角色，成为建造者

尊重孩子是独立的个体，父母是牧羊人、管家。

思思一要做作业就焦虑，发脾气。当父母知道焦虑和发脾气背后的原因是执行功能不足，就能够真正开始接纳，同时，也开始请思思一起，就做作业等问题来想办法，群策群力。

当思思发脾气时，妈妈不像以前那样赶紧去"扑火"，或者跟着一起发脾气；而是尽量学习冷静下来，离开现场，让孩子自己冷静。有时思思需要的时间比较长，那是因为她在想办法进行内心的各种"思想斗争"，发过脾气后反而变得轻松。

2. 改变对ADHD疾病模式的看法，用优势模式的视角来看孩子

亮亮家准备了白板，父母看到亮亮的闪光点，不仅口头夸，还写在白板上。父母也注意观察，记录什么情况下亮亮做作业或者做家务比较好。他们渐渐意识到亮亮是听觉和操作学习者，开始在网上下载或购买音频的书籍资料。他们还准备了大的白板纸，方便亮亮在学习英语和语文时，可以写写画画，帮助理解和记忆。另外，亮亮一直嚷嚷要听着音乐写作业的要求终于得到父母的批准，因为通过对比听与不听音乐做作业的效果，他们发现前者效率更高。亮亮妈妈也意识到自己的学习方式和亮亮很像。

3. 将ADHD背后的执行功能挑战外在化

孩子面临的学业和人际关系问题，其实是ADHD背后的执行功能带来的挑战。不要把问题和孩子等同，而是将这些执行功能挑战外在化。比如，可以将执行功能挑战视为怪兽，全家总动员，一起帮助孩子对付这头

怪兽。

思思喜欢画画，她画了一头巨型恐龙，一一列举这头恐龙的罪状：暴脾气、分心走神、做事磨叽、忘事儿……然后全家人一起想办法，讨论如何制服这头恐龙。

4. 不要困在说教唠叨的陷阱当中，帮助孩子从知道到做到

爸爸妈妈问思思，如何才能帮助她。思思第一反应就是希望妈妈不要唠唆。妈妈请思思提建议，如何才能不唠唆，同时又能提醒思思做该做的事情。经过全家的讨论，他们决定将需要做的事情列成清单，画出来，并贴出来。另外，思思很高兴准备执行积分奖励制，希望自己能多挣些积分来换成现金，买自己喜欢的东西。

5. 告别解决问题专家身份，关系优于执行功能训练

亮亮父母决定不再当解决问题专家。尤其是亮亮爸爸，开始尽量抽时间陪儿子玩。爸爸和亮亮一起，在网上订购了好多桌游。家庭有了欢乐氛围。

亮亮妈妈也和儿子分享自己最近接受教练辅导需要做的一些练习，请儿子出出主意，如何才能坚持实施。

当爸爸妈妈请亮亮为自己出谋划策后，亮亮看起来越来越愿意分享自己的事情。亮亮常说一句话："我们是一伙儿的！"

6. 学校的学习固然重要，但全人发展更为关键

学习成绩不是孩子生活的全部。妈妈为思思学习方面的焦虑慢慢开始减轻。思思焦虑程度比较严重，有段时间不想上学。爸爸妈妈商量以后，决定让思思暂时休学一段时间。在这期间，他们为思思提供一些条件和机会让她尝试愿意的事情，同时，也有意识地让她学学做饭和做家务；另外，也花更多时间和思思聊聊她长大后想干什么的话题。思思的爸爸妈妈意识到眼光要放长远，训练孩子成为有使命、品格和服务精神的人。

养育 ADHD 孩子的 A—F 阶梯原则

在当教练和辅导 ADHD 人群及其家庭的过程中，我意识到知识信息的不完整和碎片化对家长的困扰。

> "知道了 ADHD 背后执行功能的问题，怎么训练呢？"
>
> "理论、道理好像都知道，可是无法做到，孩子情绪一来就没戏了。"
>
> "对优势模式很认可，可是天天面对孩子完不成的作业与暴脾气，优势讲两天就讲不下去了。"
>
> "当父母的情绪低落、无助，如何自救？"
>
> "家庭总是处于战斗状态，配偶指责，老人埋怨，在这样的情况下，孩子如何训练？"
>
> "ADHD 需要告诉孩子吗？老师呢？告诉了贴标签怎么办？"
>
> "听专家讲，有好多工具，比如，列清单、积分奖励、计时隔离等，怎么做几天就失效？"

对多数人来说，ADHD 会伴随一生，无论作为 ADHD 孩子的父母，还是 ADHD 成人，都要学习如何与之共存。养育 ADHD 孩子一定是系统工程，作为父母也需要一个系统架构。

"养育 ADHD 孩子的 A—F 阶梯原则"，就是帮助父母建立这样的系统框架的原则。以该原则为框架，发展出的"执行力团体教练小组"课程，是以 ADHD 专业知识、执行功能训练、家庭治疗系统理论和教练技术为基石，为华人文化背景下有 ADHD 孩子的家庭量身定做。该课程被 2021 年国际 ADHD 大会采用，推荐为创新课程，介绍给专家学者和 ADHD 孩子的父母。

按照 A—F 阶梯原则，可以有架构、有系统地帮助父母去思考和梳理如何用全新视角来看待孩子，发掘孩子的优势，用教练原则来训练孩子的执行功能。

◗ A—F 阶梯原则

A—F 阶梯原则如图 13.1。

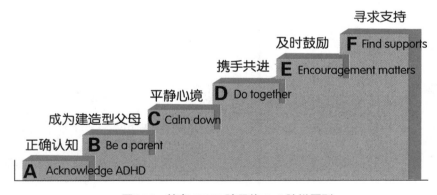

图 13.1　养育 ADHD 孩子的 A-F 阶梯原则

要提供有效的帮助必须首先建立正确认知。

A 阶梯：正确认知（Acknowledge ADHD）

A 阶梯即第一阶梯，也是帮助 ADHD 孩子的基石。评估目前的治疗方案，重新认识孩子，其新的视角可能为孩子带来全新的变化。

- 孩子怎么啦？如何向孩子解释 ADHD？帮助孩子认识"我是谁"；
- 用全新的视角看待孩子，营造家庭对 ADHD 友好的氛围，学习发现和强化孩子的优势；
- 全面认识目前 ADHD 的治疗手段，找到适合自己孩子的整全方案。

这一部分是帮助孩子的基石，也是父母常常需要强化和巩固的基础部分；因为 ADHD 看不见，很容易被父母或者孩子所忽视。建立对 ADHD 的正确认知后，父母的态度就比较容易转变了。

B 阶梯：成为建造型父母（Be a parent）

B 阶梯即第二阶梯。重新审视自己的教育理念，关注个人成长，成为建造型父母。

- 知己知彼，学习评估父母自身的身心状况；
- 关注个人成长，学习练习平衡意义、身体、职业和关系等方面的生活状态，从而能够与孩子形成良性互动；
- 在艰难时期支持父母的，不是技巧而是信念，成为建造型父母。

父母注重个人成长，不仅可以让自己有更好的精力和持续的动力去培养孩子，而且更能够尊重孩子，将作为独立的个体去训练他，授之以渔。

因为有正确认知和个人成长，父母在和孩子的互动中就比较容易成为孩子情绪管理的榜样。

C 阶梯：平静心境（Calm down）

C 阶梯即第三阶梯。在前面两个阶梯不断强化的基础上，父母在互动中成为孩子情绪管理的榜样。其中包括父母自己的情绪管理及如何帮助孩子情绪管理。

- 情绪有原因，为什么许多父母在训练孩子时会充满挫败感？

- ADHD 孩子情绪表达有特殊性，为什么许多训练情绪管理的方法不管用？

- 在互动中成为孩子情绪管理的榜样，引导和帮助孩子走出学习和人际交往中的情绪困境。

面对 ADHD 孩子的情绪起伏，许多父母纵使身怀绝技，只要孩子情绪和自己的情绪一联动，往往还没开始训练，就已经溃不成军了。无论是父母自身，还是孩子，情绪管理一定是整个训练的重点，否则很难进入下一步，训练执行功能。

D 阶梯：携手共进（Do together ）

D阶梯即第四阶梯。有了 A、B、C 三个阶梯的不断强化，进入第四阶梯，开展有针对性的执行功能训练会更有效。让孩子参与到问题解决方案中来训练执行功能，其中包括在具体场景下训练执行功能的原则方法。

- 传统的经典育儿招数不奏效背后的原因；

- 不要与别人家的孩子比较，找到适合自己孩子的方法技巧；

- 运用孩子的优势，扬长避短训练孩子的执行功能；

- 如何制订个性化训练计划，创造阶段性成功的机会。

说到行为训练，常常会谈到经典的 ABC 法。

A ➡ B ⬅ C

A（antecedent）代表事前，即训练某个目标行为，需要事先环境的支持。包括硬件环境的改变，任务性质的改变和互动方式的改变。

B（behavior）代表行为，即要完成的目标行为。该行为标准是什么，需要什么样的技能。

C（consequence）代表反馈，即奖励机制，按规定完成这个目标行为可以得到的奖励，当然也包括后果。不过，还是以奖励为主。

请注意箭头方向，要训练一个好行为 B，需要在 A 与 C 上发力。同时，还需要制订 B 的标准，并且要确认孩子是否有相关技能；如果没有，需要教导。

图 13.2 的执行功能训练框架，就是按照行为训练的经典 ABC 法，并参考佩格·道森和 理查德·奎尔（2009）训练执行功能的思路而设计的。

执行功能训练框架

制订目标

问题行为：________________

目标行为：________________

环境支持

硬件环境 / 社会环境的改变
任务性质的改变
互动方式的改变

教导技能

谁来教和督导
什么样的技能
孩子需要遵循的步骤 / 程序

奖励机制

及时表扬
喜欢的活动
奖励清单：日 / 周 / 长期

A（antecedent）事前
↓
B（behavior）行为
↑
C（consequence）反馈

图 13.2　执行功能训练框架

为什么这样经典的训练方法，在 ADHD 孩子身上常常碰壁？分析其中的原因，往往和缺乏 ADHD 认知，包括对孩子缺乏相应技能的无知，以及缺乏尊重孩子作为独立的责任个体有关。前面讲的 ADHD 教练原则需要在训练中贯彻始终，这样经典的训练方法才会有效果。

尊重孩子作为独立的可以承担责任的个体，需要学习随时去欣赏和鼓励他们。

E 阶梯：及时鼓励（Encouragement matters）

E 阶梯即第五阶梯。让鼓励成为习惯，做孩子的啦啦队队长。

- 学会欣赏和及时鼓励，为孩子创造成功积极的人生体验；
- 提供成功的空间和机会，帮助孩子发掘潜力、兴趣方向；
- 培养成长型思维，建立正确自我认知。

由于受"孩子是夸出来"的影响，许多父母很注意夸奖孩子。ADHD 孩子长期受负面环境的影响，需要被肯定和鼓励；不过，一定要避免过分关注孩子做事的结果，而是常常有意识地去欣赏孩子在过程中所付出的努力，培养孩子的成长型思维。

无论发生什么情况，总是和孩子站在一起，成为孩子的啦啦队队长；同时啦啦队也需要常常招募新队员，因为养育 ADHD 孩子一定不能单打独斗。

F 阶梯：寻求支持（Find supports）

F 阶梯即第六阶梯。永远不要孤军奋战，要组建孩子的支持团队。

- 营造良好的家庭关系氛围，家庭是一个系统，养育有挑战的孩子需要家庭成员之间的彼此理解和支持，夫妻关系是关键；

- 积极争取孩子的权益，寻求学校及老师的理解和帮助；
- 组建支持团队，寻找有经验的朋友和专业资源的帮助。

因为 ADHD 对多数孩子来讲是伴随一生的，这就意味着帮助 ADHD 孩子存在长期性和复杂性。所以，对于每个有 ADHD 孩子的家庭来讲，需要"上到"F 阶梯，组建支持团队，才能保证在养育 ADHD 孩子的过程中能够站到同一个平台，保持同一个高度，能够比较持久笃定地用全新的视角来看待孩子，发掘孩子的优势，训练孩子的执行功能。因为，在一起才有力量。

根据父母在训练孩子过程中常常遇到的实际问题和挑战，接下来的章节将按照"A—F 阶梯原则"的架构进行梳理。书中特别提供训练要点和一些实用技巧工具，希望能够帮助 ADHD 孩子的父母练习做孩子的 ADHD 教练。

当然，在这些训练实操中，若细心体会，你都会看到其中蕴含的 ADHD 教练原则。

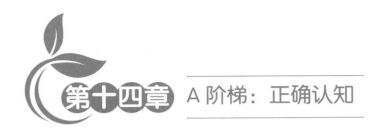

第十四章 A阶梯：正确认知

和孩子"在一起"开始发现"我是谁"之旅

　　因为星战迷的女儿，我赶着首映看了《星球大战》系列的第九部《星球大战：天行者崛起》。本来是为了进入女儿的世界——和青春期的女儿保持话题畅通——而努力去看星战系列电影的我，却因此陷入了星战的"坑"，成为准星战迷。

　　我是从星球大战后传三部曲开始看的。这三部曲的其中一条主线，就是女主角蕾伊以拾荒者身份出现，到最后成为一个拥有天行者精神身份的人。蕾伊在迷茫中寻找自己的身份，一直是这三部曲中比较重要的线索。在最后一部《星球大战：天行者崛起》，她的身份认知更是成了义军同盟（正义方）击败西斯舰队（邪恶方）的关键。

　　"我是谁"——关于身份的认知，常常是不少经典小说、电影呈现的主题与关键词。无论是青少年喜欢的国外经典影片《哈利·波特》《纳尼亚传奇》和《安德的游戏》，还是国内青少年霸凌题材的电影《少年的你》，"我是谁"都是剧情绕不开的点。

　　当然，一般在主角命运发生翻转的过程中，除了认清"我是谁"，同时伴随的另一条主线一定是"在一起"。在《星球大战：天行者崛起》中，要除掉邪恶方的卷土重来，蕾伊不是靠一个人单打独斗：蕾伊和她的伙伴芬恩、波·达梅隆与楚巴卡及 C-3PO 一起，驾驶千年隼执行任务；蕾伊在灰心和软弱的时候，得到绝地武士和天下家族的鼓励和支持，包括从黑暗面变为光明面的班，他为蕾伊付出了自己的生命。

因为一直在致力于研究、辅导和帮助有挑战的孩子（包括 ADHD 和情绪障碍）以及他们的家庭，成为准星战迷的我，自然会联想到星战的魅力（主要关乎这些人物的命运），与如何能够有效帮助这个群体的关联。细数已经结束以及正在进行中的较成功的案例，我强烈意识到"我是谁"与"在一起"的重要性。

➲ 我是谁?

蕾伊在"星球大战后传三部曲"的第一部《星球大战：原力觉醒》中出场，以某星球拾荒者的身份出现。她一直非常困惑，因为她的能力、思想和偶尔出现的残存碎片记忆，让她冥冥之中感到自己拥有另外一个身份。这个一直让她困惑的身份，一直到最后一部才揭晓。当得知自己真正的身份后，她的天赋和才能才得以发挥。

在帮助和辅导 ADHD 孩子的过程中，有一个共性的问题是他们往往不知道自己到底是谁。因为 ADHD 孩子执行功能不足和以兴趣为主要导向的做事原则，使他们中大多数人的表现与目前学校的教学方式和评估体系格格不入。而学校的评价对他们的自我认知非常关键；再加上父母受学校和社会对孩子期望的影响，这些孩子的独特之处被他们的不佳表现所掩盖，他们被学校、父母和同学的负面评价所定义。

在辅导中，当围绕"我是谁"这个话题，让这些孩子用几个词或句子来描述自己时，一个刚上初中总被留校的男孩说，自己是一个老闯祸的调皮孩子；一位不想上学的初中女孩说，自己很懒；一位已上大学的学生说，自己不好看，有很多毛病，没有人会喜欢自己；一位高中生说，以前觉得自己挺有创新精神、聪明，现在面对很差的成绩、永远完不成的作业，认为自己很失败。

我常告诉他们："每一个孩子生来就有他的独特性和价值。他的价值不是取决于他的表现而是取决于他本身。并且，人与人之间的差异，不是用来比较和论断，而是用来尊重和欣赏的。"

在辅导和帮助这些孩子及其家庭的过程中，每当建议父母帮助孩子正确认识"我是谁"，并且有意识地去发掘孩子的优势和捕捉闪光点时，父母常常感到困惑——不知从何着手。因为在他们眼中，好动冲动、做事丢三落四、走神、脾气大、固执、常被老师和同学投诉的孩子，很多时候好像找不到可圈可点的地方。

根据辅导经验，我梳理出了多个维度的自我认知清单，来帮助家长找到孩子的独特性和价值，随时捕捉他们的闪光点，发掘他们的优势和才能。当然，自我认知清单里也有具挑战性的部分，比如执行功能。清单包含如下内容。

品格

品格成就卓越。一个人的品格,而非能力,是让人迈向真正成功的关键。在辅导ADHD孩子时,我常常发现这些孩子有善良、正直、单纯、创新、执着等美好的品格,却难以在学校的教学评估体系中呈现。

前不久,一位妈妈来求助。她的孩子(被诊断为ADHD)要求主动竞选班干部,她担心孩子竞选失败不能承受打击,想劝阻孩子,但是她又不想打击孩子的积极性,所以左右为难。我的建议就是关注品格。孩子在竞选海报中描述了自己助人为乐、正直和乐观等品格;同时,孩子参加竞选本身又展示了他勇敢、执着等美好品格。我建议这位妈妈应该好好夸奖和鼓励孩子。即使孩子竞选失败,他的这些品格依然还在。并且,妈妈正好有机会教导孩子,在面对失败时如何保持乐观和坚韧等品格。

兴趣与特长

几乎每个孩子都有自己感兴趣的事情。这些兴趣点不一定是在学校学习的某一科目,而可能涉及生活的每一个领域。无论是喜欢乐高、编程、绘画,还是做饭、做小买卖、研究地铁路线和照顾小动物,只要不是违法行为,不涉及道德品质的问题,都应该鼓励。

兴趣是最好的老师。感兴趣的事情,很有可能会成为孩子的特长。孩子的特长,不应和其他人比较,而是相对于孩子在其他方面的表现来说更加优秀。

多元智能

多元智能理论由美国哈佛大学霍华德·加德纳(Howard Gardner)教授于1983年提出。一般来讲,传统学校比较强调学生在数学和语文(主要是读和写）两方面的发展。但这并不是人类智能的全部。他认为我们每个人都拥有八种主要智能：语言、逻辑－数理、空间、运动、音乐、人际交往、内省和自然观察。不同的人有不同的智能组合。

在 ADHD 孩子中，不少人往往逻辑－数理和语文两方面的智能比较弱，所以他们在学校的评估体系中就占劣势。可是他们在空间、运动、音乐或者自然观察智能等方面却有优势。

学习类型

学习就是接收、处理和运用各种信息的过程。接收信息要借助不同的感官，所以，心理学的一些研究将一个人的学习类型分为三种：

- 视觉型，即使用视觉为主要方式来接收信息；
- 听觉型，即使用听觉为主要方式来接收信息；
- 动觉型，即使用触摸和身体运动为主要方式来接收信息。

在传统的学校教学设计中，往往对视觉型的孩子比较有优势。而在 ADHD 孩子中，不少是听觉型或者动觉型的学习者，他们的能力就难以在这样的教学中得到施展。

独特的做事秩序

在如何帮助 ADHD 群体方面，威廉·多德森博士一直强调找到他们的独特做事秩序的重要性。ADHD 孩子以兴趣和竞争为导向。多德森博士建议围绕两个问题来思考、观察并找出孩子的独特做事秩序：

- 孩子状态比较好的时候，是因为他们有兴趣吗？如果是这样，那么具体是在做哪些事情或者是在哪些状态下，他们表现出兴趣或好奇？
- 孩子状态比较好的时候，是因为他们处于竞争／竞技的情形下吗？如果是这样，那么面对哪些竞争环境或对手，能激发出他们这样好胜的斗志呢？

多德森博士曾对他治疗过的一些 ADHD 孩子或成人，布置了围绕这两个问题观察一个月的作业，发现大多数人都会列出许多适合他们个性的技巧和方法，以应对日常的学习、工作和生活，发挥他们的特长和兴趣。

执行功能

前五项内容都集中在这群孩子的优势和特点方面，但是这群孩子面临的挑战也是真实存在的。

许多父母在如何向孩子解释 ADHD 方面有许多顾虑和困惑。这是特别能够理解的，尤其是在目前整个社会对 ADHD 缺乏正确认知的情况下。在辅导这些孩子及其家庭的时候，我常常会从执行功能的角度，来帮助孩子（和他们父母）看到他们的行为模式，从而让他们认清自己到底是怎么回事，为什么能力和表现有这么大的差距，为什么常常遭到投诉，为什么朋友不和自己玩等。从执行功能这个角度，可以比较中性地解释这些"为什么"，同时也让父母、老师和孩子在一些行为问题上找到都能理解的共同语言。

在一起

蕾伊最后找到了自己的真正身份，认识到自己的独特价值、优势和挑战，并且发挥出自己的天赋。这一切，从来就不是她自己一个人完成的，而要归功于她身边总有一群良师益友。

同样，在我比较成功的 ADHD 孩子辅导案例中，父母、老师和朋友的支持帮助，尤其是父母的接纳和爱，是这些孩子能够树立正确的自我认知，并且发挥才能的关键因素。

最近一位妈妈分享了自己处理学校老师对孩子的投诉的方法，就是充分理解和练习"在一起"的好例子。老师告诉妈妈，孩子在课堂上比较吵闹，并且和同学之间出现肢体冲突。按照以前的惯性思维和行动，这位妈妈自然会站在老师这边，来"审问"孩子为什么这样，接着给孩子"出方案"，然后便是"做得好奖励，反之有相应后果"。可是，这一次，这位妈妈有意识地安静下来，她改变了立场：站在了孩子这边，首先表达了自己对孩子的爱与关切，然后用同理心来与孩子沟通，去了解孩子行为下面的动机和原因。让她感叹和惊讶的是，她不仅了解了孩子行为背后的原因（老师只看到了表面的行为），收获了美好的亲子关系，而且孩子随后表现出了做作业的高效，和课堂行为的快速改进（并没有用以前惯用的奖励机制）。

由于执行功能不足导致课堂好动、走神和言语行为的冲动，不少ADHD孩子在学校常常被投诉。这个时候，父母和孩子站在一起非常重要。

"在一起"并不意味着和老师对着干，而是以同理心去了解孩子，和孩子一起想办法来面对问题和挑战。

一般来讲，老师一个人要面对那么多孩子，再加上对ADHD的认识有限，难以从根本上了解孩子行为的动机，以及如何有针对性地帮助孩子。所以，父母和孩子需要站在一起，讨论应对方案，一起来寻求老师的理解、支持和帮助。

因为父母和孩子在一起，孩子生命中的天赋，就能在接纳和爱的鼓励下被激发出来。

"在一起"不仅会让孩子在父母身边的时候，与父母形成一个团队，更重要的是，父母和孩子协同作战的这种方式，会潜移默化地进入孩子内心，影响他处理问题的模式。当他离开父母后，就比较容易有意识地去寻求他人的帮助，组建自己的团队。

🌱 如何告诉孩子什么是ADHD

ADHD 会很真实地影响孩子。你可以参考下面的做法，用比喻将 ADHD 带来的执行功能不足外在化，以优势模式的视角来告诉孩子什么是 ADHD，然后全家一起应对。

1. 法拉利赛车配置了自行车的刹车

活泼好动、精力充沛，或者头脑天马行空的孩子就如同一辆法拉利赛车。但是，非常不幸，目前它配置的却是自行车的刹车。很多时候赛车该减速、转弯或者停车，自行车的刹车却无法满足需要。

刹车性能不足，就代表 ADHD 带来的执行功能不足。任何治疗干预手段，就是在修理、调试刹车，以满足法拉利赛车高速运转的需要。

2. 交响乐团与指挥

聪明又散漫、跳出框架思维、特立独行的孩子就如同一个交响乐团，他们的各项才能就如同各个乐手，每一项乐器都演奏得很出色。但是，非常不幸，目前乐团的指挥却是业余的。无论乐手再怎么出色，指挥却跟不上。

指挥水平不足，就代表 ADHD 带来的执行功能不足。任何治疗干预手段，就是在帮助指挥提高水平，以充分发挥各个乐手的才华。

3. 需要降落的飞机群与机场指挥调度系统

勇敢冲动、敢想敢做、静不下来的孩子，就如同机场附近的天空聚集了许多急于降落的飞机。但是，非常不幸，机场指挥调度系统设备陈旧，总出故障。各架飞机性能都很正常，可是指挥调度系统的故障让多架飞机的着陆面临安全问题。

指挥调度系统常常出故障，就代表 ADHD 带来的执行功能不足。任何治疗干预手段，就是在修理、更新指挥调度系统设备，以便飞机安全着陆。

4. 将野马训练为骏马

勇于冒险、活力四射、富有想象力的孩子，就如同一匹野马，他们的能力十分强。但是，非常不幸，野马很多时候不受控，有能力却难以到达目的地。

野马的能力没有问题，但野马很多时候不受控，就像 ADHD 带来的执行功能不足，它需要被训练，戴上马鞍，套上马嚼子，配上所有装备，才能成为骏马，能力才能得到发挥。任何治疗干预手段，其目的就如将一匹野马训练为骏马。

5. 打怪兽

ADHD 背后的执行功能缺陷带来的分心、多动、情绪化、丢三落四和拖延，就像一头怪兽，常常在孩子周围捣乱。很多时候，靠孩子一个人单打独斗是不够的，全家要一起来想办法制服怪兽。

6. 发挥孩子的自由想象

有人认为 ADHD 带来的执行功能挑战就像一个笼子，把自己困在里面。

有人认为 ADHD 带来的执行功能挑战就像开心果的壳，把真实的自己——开心果仁，紧紧包裹住。

有人认为 ADHD 带来的执行功能挑战就像紫色的雾，让人看不清自己，迷失自我。

训练要点

◆ 如何向孩子解释 ADHD？帮助孩子认识"我是谁"。

◆ 用全新的视角看待你的孩子，学习发现孩子的独特做事秩序，强化孩子的优势。

◆ 改善亲子关系，营造家庭的欢乐氛围。

实操工具

💡 每天三件事

与孩子在一起，改善亲子关系。

事项		周日	周一	周二	周三	周四	周五	周六
每天三件事（形成自家特色）	1. 至少捕捉孩子的一个闪光点							
	2. 玩 15 分钟孩子主导的游戏							
	3. 睡前表达爱							

注：①闪光点，即关注孩子的正向行为，或者孩子只要没有负向行为就予以肯定。

②每天预留出 15 分钟左右与孩子一对一相处的时间，并且在这期间不批评、纠正孩子，做孩子喜欢的事情。如果无法做到每天，尽可能每周 3~5 次。对于青少年期的孩子，找机会参与他们正在做或喜欢的事情。

💡 **全家优点轰炸**

营造家庭彼此欣赏的氛围。

每周定期安排时间，全家聚在一起，每个成员口头表达对其他成员的正向特质和行为的欣赏。每位成员都有机会得到家庭其他成员的欣赏和夸奖。

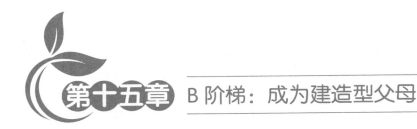

第十五章 B阶梯：成为建造型父母

> 在艰难时期支持父母的，不是技巧而是信念。学习成为建造型父母，才能与孩子形成良性互动。

ADHD 孩子父母的成长路径

➡ 父母的成长路径图

孩子被诊断为 ADHD 之前和之后，父母都经历了什么？是否有什么规律可循？父母经历什么样的成长路径对帮助 ADHD 孩子是有益的？

在大量接触和辅导 ADHD 孩子家庭的过程中，我的确发现其中有些规律可循，能够和 ADHD 孩子有良好互动的父母的成长路径惊人地相似。

根据个人的辅导经历，以及与惠之妈妈朋友圈家长的互动，我绘制了 ADHD 孩子父母的成长路径图（见图 15.1）。

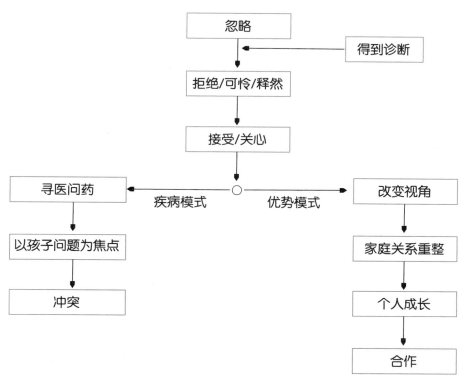

图 15.1　ADHD 孩子父母的成长路径图

起初，父母都处于同一种状态：

忽略

在孩子被诊断为 ADHD 之前，面对孩子的挑战，许多父母起初都忽略了背后的真正原因，认为这是孩子的品格问题。处于这一阶段的父母对 ADHD 的认知属于道德模式。

拒绝 / 可怜 / 释然

当孩子刚被诊断为 ADHD 时，有的父母拒绝接受这一结果，认为孩子被贴上了标签；有的父母觉得孩子可怜，也会可怜自己；有的父母会释然，感觉终于找到原因了。处于这一阶段的父母对 ADHD 的认知属于疾病模式。

接受 / 关心

过了一段时间，上述任何一类父母，都会慢慢接受事实，开始关心孩子到底发生了什么。

接下来，父母的成长路径开始分为两个不同的方向。

疾病模式：

寻医问药

沿袭疾病模式，走向焦虑的寻医问药期。

以孩子问题为焦点

由于 ADHD 共症带来的复杂性以及 ADHD 的长期性，寻医问药往往会带来焦虑和沮丧。因为孩子有病，解决孩子的问题成为全家的焦点；一切为了孩子，家庭成员之间为孩子的教育和医疗方案产生了许多分歧。

冲突

家庭成员在治疗和教育意见上的不一致带来了冲突；孩子身上剪不断理还乱的问题，使得家庭氛围更加焦虑。

优势模式：

改变视角

看到 ADHD 人群的独特性和成功案例，转向优势模式的视角。

家庭关系重整

孩子的 ADHD 带来了执行功能挑战，家庭成员之间的互动关系需要做出相应调整；父母和孩子都需要改变，全家一起想办法（包括药物和行为训练），来应对孩子执行功能方面的挑战。

个人成长

在这个过程中，每个人都需要成长。应对孩子的问题也是父母成长的机会。父母注重个人成长，照顾好自己，平衡生活，才能真正帮助孩子。

合作

尊重孩子的个体独立性，成为建造型父母；和孩子合作，有智慧地训练孩子的执行功能，为他们长大离家做准备。当然，在这个过程中，要向孩子表达，离开父母以后，他同样需要团队支持与合作。

以我的个人辅导经验和惠之妈妈朋友圈中家长的反馈，按照优势模式方向走的父母，孩子的学习、生活状态和家庭关系，总体都比按照疾病模式方向走的父母好不少。

⊃ 父母的个人成长

在优势模式方向路径中，对于父母来讲，个人成长是非常重要的一环。

德国时间管理大师约尔格·克诺博劳（Jorg Knoblauch）博士，在他的书《丰盛人生》中谈到一个人存在四个方面的需要：意义、职业、身体和关系。当一个人在这四个方面的需要没有被满足或失衡，会倍感压力，长期下去，压力就会累积，最后身心受损。很难想象一个长期处在压力下的父母，能够收放自如地帮助孩子。

意义

人生目的和意义是什么？为此需要做点什么？惠之妈妈朋友圈里的不少父母感叹，养育 ADHD 孩子一路艰辛，不得不重新思考生命的意义和价值。的确，如果父母自己都不清楚生命的意义和方向，在养育有挑战的孩子时，就很难有力量。

职业

无论是在职还是在家，父母都需要了解自己的特点和才能如何才能充分发挥，助益周围的人。

身体

ADHD 孩子父母的身体往往很早就会出现预警信号。父母应保持健康的生活方式，包括运动、睡眠、饮食，这是陪伴孩子的基础。

关系

一个人的关系是很丰富的，包括夫妻关系、亲子关系、兄弟姐妹关系、朋友关系和父母关系等。其中夫妻关系应该是家庭中的首要关系。无论是重心耗费在和孩子关系上而忽略夫妻关系，还是以孩子的问题来掩盖夫妻问题，让亲子关系成为家庭中心都是不合宜的。

在具体实操中，就需要在每周做计划时，考虑到上述四个方面的需要，并在时间安排上有所体现。

父母的个人成长、生命深度和眼界的开阔度，很大程度上影响着孩子的生命成长。如果父母想让孩子成为什么样的人，自己应该先成为这样的榜样。父母关注个人的成长，会带来双赢的结果。

训练要点

◆审视自己处于父母成长路径的哪一个阶段？有什么困惑和思考？

◆关注个人成长。

实操工具

💡 压力预警雷达

关注个人成长。

每周定期检查意义、职业、身体和关系这四个方面的状态；同时根据这四个方面制订相应的周计划，防患于未然，及时预警。

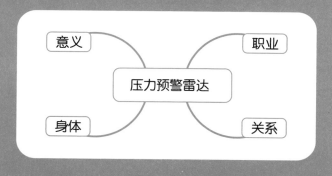

ADHD 孩子父母的十二条信念

⊙ 让父母老师头疼的孩子，却能逆转人生！

他 3 岁时曾把妹妹从二楼窗户推下，只是为了看看她是否能像天使一样飞；18 岁时从高中退学；19 岁时当了爸爸……现在的他——40 多岁的托德·罗斯（Todd Rose）已经获得美国哈佛大学博士，成为哈佛大学教育研究所研究员。

瑞德·卡洛（Ryder Carroll）在学校从来都是一个糟糕的学生：成绩一团糟，没办法专心听课，甚至看不懂自己写的笔记。2017 年，他的书《子弹思考整理术》（*The Bullet Journal Method*）出版，许多人尝试通过他分享的子弹笔记概念来记录，发现生活、工作变得井然有序。他成为众多社群媒体热议的"笔记达人"。

戴夫·皮尔奇（Dav Pilkey）在学生时代遭受了很多其他孩子不曾面对的挑战：阅读困难、分心、缺乏自控力、完不成作业，经常被送到校长办公室。成年后的他，成为超级英雄漫画书《神探狗狗》（*Dog Man*）和《内裤队长》（*Captain Underpants*）的作者和插画家。

小学时的道格拉斯·伍德（Douglas Wood）没办法专心听课，难以理解和阅读课文，在班级里非常害羞，讨厌学校。成年后，他成为一位写了 37 本全球畅销书的作家，包括获凯迪克大奖的绘本《石头汤》（*Stone Soup*），此外他还是音乐家、博物学家和野外向导。

上面列举的这些活跃在当代的人物，虽然职业、个性和背景各不相同，但他们都有一个特质：从小被诊断为 ADHD，成年后依然带着 ADHD 的种种特点。

在周围环境对 ADHD 人群不友好的情况下，如何才能让 ADHD 人群认识和发挥自己的天赋、兴趣和才干呢？前面列举的人物之所以取得成功，发挥出天赋和才干，和他们背后有支持他们的父母、老师或者朋友有很大关系。

- 托德·罗斯拥有父母对他的接纳，还有妻子对他的支持。

- 瑞德·卡洛的父母从来不会拿他与其他小朋友的表现来比较，并且从来没有停止鼓励。父亲告诉他，无论未来他想去卖热狗或者当医生都无所谓，父亲只在乎他开不开心，有没有成为自己喜欢的样子。父母都会鼓励他去找到自己的人生方向。

- 戴夫·皮尔奇的母亲始终相信他并不是别人眼中的"糟糕孩子"，并常常鼓励他无论何时都要学会问自己："我如何能够把坏事转变为好事？"同时她教会他最重要的三件事：积极的态度、不断练习和坚持不懈。

哈洛韦尔博士在自己书中多次强调父母对孩子的爱和鼓励的重要性。我在辅导 ADHD 孩子及其家庭时，常常看到孩子因父母的改变、看待孩子的视角的转变所产生的变化。

🡒 拥抱十二条信念，一起来庆祝

基于多年亲子教育和对 ADHD 人群的研究和辅导经验，我和我先生罗坚，为 ADHD 孩子的父母梳理和总结了十二条信念，希望能支持、鼓励这些深陷挑战中的父母，帮助他们的 ADHD 孩子拥有丰盛人生。

ADHD 孩子父母的十二条信念

1. 孩子带来的挑战是父母成长的机会，可以让我的生命更加深刻与丰富。

2. 孩子内心的改变比行为改变更重要，所以亲子关系优于行为训练。

3. 我承认在无条件接纳和爱孩子方面，我完全无能为力，所以需要帮助。

4. 因为自己爱的有限而对孩子造成伤害，我愿意承认错误并谦卑改正。

5. 每一个孩子都是独一无二的，他的价值不取决于他的表现而取决于他本身。

6. 人与人之间的差异，不是用来比较和论断，而是用来尊重和欣赏的。

7. 我相信每个孩子都有特别的天赋，在接纳和爱的鼓励下能被激发出来。

8. 当孩子犯错误的时候，我不是盯着这个错误，而是相信这只是孩子生命中必不可少的一个部分，为了衬托生命中的高光部分。

9. 人生在不同阶段有不同的挑战，所以人生焦点不是要完全解决问题，而是要在问题中学会彼此相爱。

10. 面对过去，我心怀感恩。做对的时候，我感恩能选择做对的事情；做错了，但那已成为过去，我感恩还有新的机会。

11. 无论如何，我相信有一份爱的力量存在，让我对明天充满希望。

12. 我相信在痛苦中获得的安慰和智慧，可以鼓励和照亮他人。

训练要点

◆尊重孩子是不同于父母的个体，以全新视角看待孩子在自己生命中的互动关系。

◆学习无条件地接纳孩子，爱他本来的样子。

实操工具

💡 **制作孩子的个性化海报**

罗列孩子的 20 个优点，写出来，配上照片，做成海报，贴在墙上或醒目的地方。如果是多子女家庭，每个孩子都需要制作一张属于自己的海报。

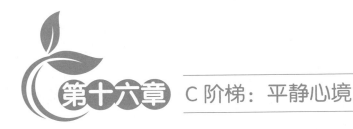

第十六章 C 阶梯：平静心境

认识孩子被情绪困扰的真相，在互动中成为孩子情绪管理的榜样，帮助孩子学习管理情绪。

关于 ADHD 孩子情绪的真相

➡ 一群被情绪劫持的孩子

有挑战的孩子常常深受情绪困扰，却无法用正确方式表达。此外，他们的情绪容易被人忽略或者误读。父母用心学习了一堆理论经验后，准备摩拳擦掌地坚定实践时，往往却发现再好的育儿经验和训练方法，用在自己的孩子身上，只会令人无尽沮丧、难受和抓狂。

"他写作业，天天让我发火。我经常打他，可也没有效果。"

"孩子急躁，歇斯底里，爱认死理钻牛角尖，这个时候当妈妈的特别容易情绪失控。"

"感到自己的无能，太难受了，有时候会崩溃……"

"我已经处于焦虑抑郁的边缘了，是不是该去看心理医生了……"

> "总是闹情绪，本来很简单的事情，我的孩子怎么就无法做到。"
>
> "告诉他很多次了，学校也记过处罚好多次了，还是动不动就和同学发生肢体冲突。"
>
> "一生气就冲出教室，不按常理出牌。"
>
> "道理讲了一堆，也示范了，她还是抱着消极不合作的态度……"

孩子之所以成为父母的挑战，情绪常常是一个至关重要的问题，尤其对于 ADHD 孩子。父母或者老师往往习惯性地去纠正他们的行为问题，却没有关注情绪，处理情绪，了解行为背后的情绪原因。越来越多的研究表明，情绪过激反应是 ADHD 人群非常普遍的症状。但很少有医生在诊断 ADHD 的时候会考虑情绪因素。

许多人对于 ADHD 的了解仅停留在外在的行为多动上。实际上，外在的行为多动只出现在 25% 的 ADHD 孩子和 5% 的 ADHD 成人身上。如果我们还是以"多动"来描述 ADHD 人群，那么更多的 ADHD 人群就会被忽视，因为他们的症状反映在内在情绪的"多动"上，即情绪波动 / 过激反应。

神经系统科学家约瑟夫·勒杜克斯（Joseph Ledoux）博士在他的书《情绪大脑》（ *The Emotional Brain* ）中强调，在大脑运行机制中，情绪——更多是无意识情绪，对认知和行为有重要影响。比如，决定生活中的优先序；是否能开始行动；保持或者转移兴趣；选择逃避或者应对不同的处境等。

我们常常谈到的"感情用事"就比较恰当地描述了这个事实。比如，上面提到孩子因各种情绪导致无法按照父母的期待／指导来行动。他们的理性被情绪"劫持"了，无法按照父母期待的那样理性行事。

当我们用搜索引擎来搜索信息时，系统程序会找出理性、有逻辑的答案，但人的大脑在处理各种信息和决定行动时，却远没有这样的理性和逻辑性。

人的大脑处理各种信息和决定行动是由情绪来主导的。请注意，在这里我们谈到的情绪，并不仅仅指能够明确感知到的有意识的情绪或感受。有意思的是，神经系统学研究表明，有意识的情绪或感受在促使一个人行动的过程中，只发挥了很小一部分的作用。

> 情绪是带有记忆的，记忆也分有意识和无意识的记忆。如果记忆是正向美好的，情绪也是正向美好的。占情绪大部分的无意识情绪（带着无意识记忆——人们的记忆大部分也是无意识记忆），在大脑处理各项信息和做决定的过程中扮演着重要角色。

例如，某人对某个场合感到无缘无故的害怕紧张，虽然他理性上很想不紧张。可能因为他以前在类似场合有过失败的经历，但他自己都记不清具体是怎么回事。这就是无意识的负面记忆带来的负面情绪，不由自主地影响着当事人对信息的处理，左右他的行为。

ADHD 孩子由于大脑发育比同龄孩子平均滞后 2~3 年，所以他们往往比同龄孩子更容易出现过激反应。如果没有充分认识到这群孩子在处理情绪上的特殊性，父母学习再高明的理论和训练方法，用到自己的孩子身上，最后带来的只会是无尽的失望。

威廉·多德森博士提出了关于 ADHD 人群情绪的五个关键认知。

➜ 关于 ADHD 人群情绪的五个关键认知

情绪过激反应和脑部发育有关

ADHD 人群受到工作记忆的困扰。如前文所述，人的工作记忆能力就像脑部的一个处理器，它会自动将各种信息，无论是脑子的想法、图片、文字、符号、记忆或者做的事情，进行整合分类储存。当需要这些信息时，工作记忆就像一个搜索引擎，会自动将需要的信息从不同地方提取出来。

在日常的工作、学习和生活中，良好的工作记忆能力可以帮助我们存取自如。而 ADHD 人群往往深受记忆功能的困扰，他们可能知道一些东西，却常常在需要使用的时候想不起来。

ADHD 孩子很容易被某种单一情绪所劫持。比如，ADHD 孩子面对同学的挑衅时，本来记忆中应该有很多以往的经验/情绪能够帮助他们处理这样的事情，但由于工作记忆的不足，可能往往只有记忆中的一种经验/情绪（比如以往经历中被冒犯的愤怒）占了绝对上风，从而无法理性思考，出现情绪过激反应甚至动手的情况。当然，一个小小的表扬，也会让 ADHD 孩子异乎寻常地高兴。

而在另外一些场合，本来期待他们能够敏感地读懂他人的情绪，但同样由于工作记忆的不足，他们却可能看起来无动于衷、不通人情，这是因为他们可能暂时忘记了或者无法吸取以前的经验教训。

对被否定极度敏感

相对于普通人群，ADHD 孩子对于批评、取笑和拒绝等情形会更加敏感。他们很容易钻牛角尖，沉浸在某种情绪中不能自拔；或者专注于某种情形而走不出来。这些特点都会使他们比较偏激而且容易受伤。

前面谈到了情绪对认知和行为的重要影响，而情绪是带有记忆的。ADHD 人群从小到大遭遇太多的负面经历，大量负面记忆又和大量负面情绪相连。因为很少有正面记忆和情绪的体验，所以不难理解他们对被否定的极度敏感。

社交焦虑也是超过三分之一的 ADHD 人群长期面对的一个问题。他们容易陷入过分担心的境况之中。

这些负面情绪在一些 ADHD 人群中并不会暴露出来。遭遇一些负面情形时，有些孩子的情绪过激会以行为表现出来，让父母抓狂；而另一些孩子，特别是女孩，外表看上去安安静静，但心里却翻江倒海。他们很无助，无法表达出来。父母以为什么都没有发生；可是当父母要求他们做一些事时，他们表现出的走神或者消极抵触的态度，常常让父母觉得不可理喻。

逃避处理过激情绪

有相当一部分 ADHD 孩子并不是对自己的情绪缺乏自知，而是缺乏能力去应对自己长期的情绪过激反应。所以他们常常会选择退缩的行为模式，比如逃避有截止期的任务或避免接触不熟悉的人，却从而避免去忍受或者处理那些情形带来的巨大情绪反应。父母常说孩子有畏难情绪，不愿意尝试一些有挑战的新事物，很多就属于这种情况。

情绪低落和低自尊

没有被诊断以及得到积极治疗的 ADHD 人群，因为被误解，不能得到有力的支持，往往长期处于沮丧、失败、负面评价和生活压力之下。

前面谈到情绪对认知和行为的重要影响，而情绪是带有记忆的，从而导致他们情绪低落和低自尊。他们容易失去对周围事物的兴趣，并且严重低估自己。

如果孩子比较内向，或者孩子的 ADHD 症状以注意力缺乏为主导，这些情绪会内化，有可能会发展为焦虑症和抑郁症。而对于一些比较外向的孩子，或者症状以多动、冲动为主导的，这些情绪会外化，比如动手、动口，出现反抗行为，有可能发展为对立违抗和行为障碍。

还有一种情况，由于 ADHD 人群对情绪极度敏感，一些人会成为讨好者，尽力迎合周围人的需要和要求，只求其他人不要对他生气。比如，在一些中年女性的案例中，她们发现经过多年讨好者的生活模式，她们的悲欢和自我价值一直由家人和朋友决定，她们已经不知道自己是谁，自己对什么感兴趣，而中年带来的各种危机特别容易将她们击垮。

情绪与行动力

情绪激发行动力，情绪会决定开始行动还是避免行动。对于许多没有被诊断以及得到积极治疗的 ADHD 人群，他们做事的动力在于是否能得到即时满足。

换句话讲，ADHD 人群延迟满足的能力比较弱，难以为一个长期的、暂时看不到结果的任务而开始行动并保持专注力和持续努力。因为相当一部分 ADHD 人士，他们愿意看到快速确切的成绩，而害怕失败和被拒绝所带来的痛苦。如果要为一个需要长期努力又无法预测成果的任务付出，这对他们的情绪来说是一个考验，他们往往会选择放弃或逃避。

训练要点

◆学习无条件接纳孩子的情绪。

◆引导孩子了解自己的情绪，学习觉察自己情绪的变化。

实操工具

💡 **情绪温度计**

全家随时沟通，彼此理解。

1. 绘制一个情绪温度计，温度由低到高，以不同度数标明相应的心情：愉悦（0~10℃），伤心（10~20℃），不高兴（20~30℃），生气（30~40℃），愤怒（40~50℃）。

在"我的感受／心情"一栏，可以用不同的词来表达自己处于不同情绪区域的感受。比如，在愉悦区域可填入"开心""高兴"等词。

在"身体信号"一栏，可以描述在不同的情绪区域里，有什么相应的身体反应。比如，生气的时候可能会心跳加速、拳头握紧。有意识地观察自己的身体反应，也可以帮助我们觉察自己的情绪。

2. 家庭成员每天放学／下班、在饭桌上或者任何时候，有意识地去聊聊情绪，并让家人了解，自己目前处于什么样的情绪状态，身体有什么信号。

3. 对于伤心、不高兴、生气和愤怒状态，每个家庭成员可能有不同的应对方式。比如，如果孩子说现在心情是"快要爆炸"状态，他的应对方式是需要独处一会儿。那么在"应对方案"这一栏里就填写"独处一会儿"。

如果全家有讨论情绪话题的习惯，大家都比较了解彼此应对方式，这样可以避免不少误会和冲突。

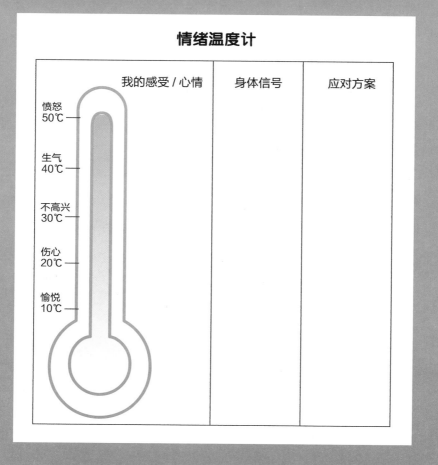

情绪温度计

	我的感受 / 心情	身体信号	应对方案
愤怒 50℃			
生气 40℃			
不高兴 30℃			
伤心 20℃			
愉悦 10℃			

🌿 父母情绪管理

家有 ADHD 孩子的父母，他们很努力，但失控仿佛成了常态——

> "我今天就失控了，孩子写日记两小时只写了四五行，直接上手打了几下……"
>
> "我昨天也动手了，他把书包丢地上，书也掉出来了，我直接把书扔门外了。"
>
> "我也干过这事。"
>
> "看来差不多。我告诉娃，如果他摔东西，我就直接把东西扔出去！"
>
> ……

他们很尽心，但是情绪的堆积已经在慢慢侵蚀心理健康——

> "我孩子从幼儿园开始就常常遭投诉，换学校，带孩子四处奔波寻求治疗帮助，每天搞得身心疲惫。孩子状态好一些，我却受不了了，去医院诊断为中度抑郁……"
>
> "我也有些抑郁，遇到问题容易陷在情绪当中。"

"我觉得我都气出心脏病了。上周去医院检查，心电图还真有问题。"

"一开学我特别焦虑，老师反馈娃在学校完不成作业，在家看她总走神，真的每天焦虑得不行。"

"我真的是每天无处抱怨啊！生活给我们的压力已经够大了……人生考验太大。每天这样吼骂孩子，之后又后悔，但是第二天孩子又重复……我的心理阴影谁来拯救啊！"

……

➜ 自我调节力和压力源

在谈论如何处理情绪问题时，需要澄清两个概念：自制力与自我调节力。

自制力集中在此时此刻的努力（意志力）上。因为行为失控，所以需要训练自己再努力些，从而让其行为在可控制的范围内。

自我调节力则关注行为背后的原因。因为行为失控背后有原因，所以需要识别情绪信号，找到平静下来的技巧，了解压力源，从而去探索解决问题的方法。

情绪管理的有效方式是提升自我调节力。这已得到大脑科学研究的印证。大脑的主要结构包含三个部分（如图 16.1）：脑干，俗称本能脑，负责基本生理活动；边缘系统，俗称情感大脑，负责喜怒哀乐等基本情绪；大脑皮层（尤其是前额叶），俗称理性大脑，负责认知等理性功能。

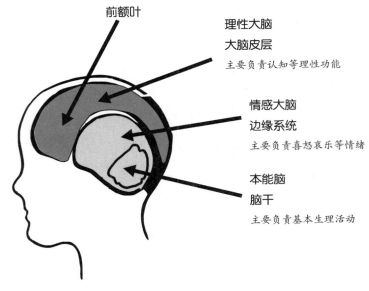

前额叶

理性大脑
大脑皮层
主要负责认知等理性功能

情感大脑
边缘系统
主要负责喜怒哀乐等情绪

本能脑
脑干
主要负责基本生理活动

图16.1　大脑结构示意图

当人们遇到压力等危险信号时（这个信号是比较主观的，比如父母和孩子识别到的压力可能并不相同），情绪大脑本能地快速识别，立即处于应急状态，进而产生"战斗—逃跑—僵住"反应。如果你处于压力状态下，可能会：

- 战斗（Fight）：大声吼叫、推打、骂人、扔东西、呼吸急促……
- 逃跑（Flight）：不顾一切要离开现场、眼神游离、躁动烦躁、坐立不安……
- 僵住（Freeze）：反应迟钝、逃避、感觉无法动弹、自我封闭、退缩……

在压力状态下，理性大脑被情感大脑劫持，就如网络的离线状态，失去理性认知和相应的执行能力。

面对有挑战的孩子，很多父母因为常常情绪失控而自责，努力想用自制力来控制自己的情绪，结果往往以失败告终，然后又陷入失控和自责的恶性循环中。

情绪管理更多是疏导，提升自我调节力，而不是堵截，靠努力来控制。只有当情绪平静下来，理性大脑恢复"上线"状态，理性大脑的认知和执行功能才能恢复工作状态。

⊙ 如何提升自我调节力？

想要提升自我调节力，首先需要了解情绪失控背后的原因，即压力源是什么，以及如何采取相应措施。

压力源与对 ADHD 的正确认知

面对有挑战的孩子，父母情绪的压力源很大部分来自孩子的问题表现。许多 ADHD 孩子因为执行功能比同龄孩子要滞后两三年等客观因素，产生学习方面的种种问题，强烈牵动父母的每根神经，根根都感到"压力山大"……

但是，当你真正了解这些聪明又散漫的 ADHD 孩子，并且建立正确认知后，就会发现——我们很多时候错怪了孩子。

我在带领 ADHD 父母小组时，当父母们分享各自孩子的优势和面临的挑战时，常常会禁不住笑起来。因为他们发现孩子与孩子之间的行为模式和风格竟如此相似！比如，思维活跃、有创新精神、对有兴趣的东西执着、善良真诚；但同时又拖延、丢三落四、不听指令，情绪像过山车一样……

如前文所述，ADHD 与大脑神经发育有关。我们要从优势理论出发看待 ADHD 孩子，跟他们一起，去寻找他们的独特性，包括优势和挑战，并找到发挥优势和应对挑战的方案。

建立对 ADHD 的正确认知，就意味着关注孩子的兴趣和优势，更加长远地看待孩子的发展方向，而不是仅仅盯着目前的学习。同时，对于孩子目前的学习，积极和老师沟通，调整期待、评估标准，或者采取针对性的执行功能训练。

压力源与家庭关系的重整

本来养育有挑战的孩子最需要全家齐心协力，可是很多时候，恰恰最大的压力来自家庭。夫妻彼此不认同对方的教育方式，亲子之间关系紧张，家中老人和夫妻意见不一致，七大姑八大姨也对教育孩子的方式指指点点。

还有一点很重要，ADHD 具有高度遗传性。如果父母中一方有 ADHD，或者兄弟姐妹也有，那么这个家庭在亲子关系、夫妻关系和兄弟姐妹关系之间的各种冲突也不难理解了。

所以，如果父母一方被诊断或疑似 ADHD，同样需要对自己建立正确的认知。更关键一点是，教育孩子时要接纳自己的不完美，同时寻求配偶的理解和支持。很多时候，父母一方有 ADHD 反而更容易对 ADHD 孩子感同身受，更有利于和孩子一起面对问题，成为孩子成长的榜样。

那么，在这样错综复杂的家庭关系中如何来帮助孩子呢？比较好的方式是，永远不要把孩子或者某个人看成问题中心，而是从社会家庭系统入手，让家庭成员都参与，彼此做出改变并一同面对挑战。这也是婚姻与家庭治疗的理念。

压力源与父母的自我成长

养育有挑战的孩子，父母常常面临超负荷状态，他们个人的生活往往被孩子所占据。无论是因孩子辞职在家还是职场家庭兼顾，父母几乎无一例外地感叹，养育一个ADHD孩子比养育十个其他普通孩子还要辛苦。父母的精力有限会导致失眠、心慌、掉头发、身体透支；焦虑、抑郁，精神健康警报……

同时，每一个孩子都希望有自己的成长空间，父母过多的控制会让他们崩溃。

父母首先需要照顾好自己，重视自我成长，才能尊重孩子，把他们作为独立个体，形成良好的互动，从而真正帮助孩子。

🡆 自我调节力和实战工具

识别压力源能够从源头上帮助父母疏导情绪。那么，如何解决一触即发的情形，或者如何将上述正确认知运用到具体的场景中呢？这里介绍两款实战工具。

情绪按钮

就如天气一样，看见黑压压的乌云就知道会下雨。试着找找在什么情况下，你的情绪会变糟糕，比如生气、发怒、伤心、难受。这样的情况或者场景就是你的情绪按钮。

比如，对于ADHD孩子的父母来讲，孩子做作业、早上起床和晚上睡觉等可能是让自己比较抓狂的场景。那么这些场景就是情绪按钮，往往可能一"按"就触发各种负面情绪。

请找出几个这样的场景，即自己的情绪按钮是什么。

情绪工具箱

因为人处在"情绪按钮"中的时候，往往不是能通过意志力让自己理性思考的。所以，第一要务是识别自己的情绪。比如，心跳加剧、音调变高、头昏脑涨和拳头握紧等信号，可能都是情绪快要爆发的前奏。同时，找到一些应急办法让要爆发的情绪舒缓下来。

舒缓情绪的方法很多，而且每个人都不一样。即使同一个人，不同的时候和不同的场合可能又不一样。所以，罗列尽可能多的有效方法，成为自己情绪工具箱里的可选工具。这些工具可能是：深呼吸、数数、叫停、捏减压球等。不少专家和父母分享过一个比较常见的有效办法，就是离开现场。"我需要安静一会儿！"如果在家，最好的去处可能是卫生间。

只有父母不再被情绪劫持，理性大脑恢复功能时，才能平和地与孩子互动，有效地帮助孩子。

认知行为自我检测表

ADHD 孩子的父母常常需要在正确认知这个方面持续强化。对 ADHD 的看法以及对孩子和自己看法的改变，就可能带来孩子行为和家庭关系的改变。作为一个日常练习工具，建立在认知行为理论上的自我检测表（如表 16.1），可以很大程度帮助父母改变认知，从而带来情绪和行为的改变。

表16.1　认知行为自我检测表

诱发场景	想法	情绪	行为	正向结果	负向结果
孩子不做作业	担心孩子无法完成学业；妈妈感觉自己无能	生气，焦虑，难受	指责批评，强行将孩子拽到写字台前	孩子开始写作业	孩子边哭边写，说恨妈妈；妈妈自责难过；老公回家因一点小事就和他吵起来
新的改变					

如表16.1，父母可以找出今天发生的不愉快情景（情绪按钮），写下当时很自然的第一时间的想法、情绪和行为，以及带来的正向结果和负向结果，然后将两种不同结果进行权衡和比较。

接下来，父母可以思考，如果这样的情景再发生，结合对 ADHD、家庭关系重整和个人成长等正确的理性认知，父母应该如何应对，随之而来的情绪和行为会发生什么改变，最后的结果又有什么不同。

如果经常按照这样的思路练习，父母的正确认知将得到强化，情绪和行为往往会随之发生改变。最后，无论是孩子的行为，还是家庭的关系都将改变。

➲ 不再做超级父母

养育孩子本来就不容易，何况养育 ADHD 孩子，更别提 ADHD 的父母养育 ADHD 的孩子！

请原谅自己

没有完美父母，每一位父母都会犯错。不少父母仿佛道理都懂，却依然容易陷入自责沮丧的陷阱之中。尤其对于 ADHD 人群，他们的独特性以及与非 ADHD 人群的差异，使人们容易将他们的不足之处夸大，而忽视他们的特质和长处。如果父母常常以隔壁家孩子的标准来要求这些孩子，肯定会受挫。雪上加霜的是，如果父母有 ADHD，对自己和配偶的要求可能也常常不切实际。

父母犯错后，重点不是自责，而是需要原谅自己，并且及时坦诚地向孩子承认错误。换句话来讲，父母如果在管教孩子时发脾气，控制不了情绪，重要的是与自己和好，并且与孩子和好。

与自己和好，是因为父母一定会犯错误，并且我们无法掌控孩子的成长，只能尽力而为。

和孩子和好，是因为父母犯错误后主动和好的行为，就是在潜移默化地告诉孩子，人无完人，重要的是如何去修复关系。

请寻求外部和专业支持

建议 ADHD 孩子的父母积极寻求资源，无论是能够理解 ADHD 的朋友、家人、父母支持小组，还是一些专业资源，包括医生、有专业 ADHD 知识的咨询师 / 治疗师、ADHD 孩子 / 家长支持小组和 ADHD 教练等。你需要为自己和孩子建立一个 ADHD 的资源平台，一个支持团队。因为，"在一起"才有力量。

训练要点

◆ 接纳自己，了解自己情绪背后的压力。

◆ 关注个人成长。

实操工具

智慧选择练习

随时检测，建立正确认知

时间	诱发场景	想法		情绪		行为		正向结果 （1—10）		负向结果 （-10—-1）	
		当时	可改变的	当时	可改变的	当时	可改变的	当时	可改变的	当时	可改变的

　　注：①该表格用于每天定期记录情绪过激事件发生时，你的想法、情绪、行为和结果，思考可能的改变，从而学习做出智慧的选择。

　　②如果你愿意学习、成长和改变，请坚持记录练习一段时间。

　　③为了便于思考与总结，可将"当时"与"可改变的"用两种不同颜色的笔来记录。

帮助孩子管理情绪

6岁孩子对妈妈吼叫"你去死"——情绪问题如何破?

在惠之妈妈朋友圈,一位6岁女孩的妈妈在群里发言:

"孩子放学回来被老师批评,听写没给她100分(写得对,但是不工整),现在就是不写作业。刚刚孩子跟妹妹吵架,现在对我吼,让我去死。"

"我的心好痛啊……我现在自己的情绪都无法控制,如何去化解她的情绪?"

"刚刚妹妹也学着姐姐对我喊不要我。"

"娃的情绪上来真的很伤人。"

……

顿时,许多爸爸妈妈纷纷安慰,出主意,不少也"同病相怜"地倾诉自己的"遭遇":

"上个月有一天我和孩子发生冲突,当时他特别生气,居然举起电风扇朝着我,当时我坐在地上抱着二宝……"

"我家孩子也是,发起脾气来,搬起凳子要砸我。"

"我家孩子今天也不听话!上英语课离开座位,就罚他跑步!这个方法挺管用,回来明显听话,不用说就写作业!"

"每个孩子不一样吧。我家孩子越揍反抗得越厉害!"

"的确不能打,解决不了问题!"

……

说到情绪问题，可能许多爸爸妈妈的第一反应就是——

- "不要哭了！哭有什么用？！"

- "别人碰一下有什么关系！坚强一点！"

- "妈妈知道你很难受，没事儿，吃点东西，睡一觉就好了！"

- "发什么脾气，有作业就要做！不完成作业就不能玩游戏！"

或者，孩子有情绪，父母的情绪比他还激烈：伤心、愤怒、生气，甚至直接"大打出手"……

对于情绪问题，父母用尽各种招数，想帮助孩子运用自制力控制。殊不知当情绪涌现的时候，"晓之以理，动之以情"这种以理智来战胜情感的套路往往收效甚微。

➡ 被误导的著名心理学实验

20 世纪六七十年代，斯坦福大学心理学家沃尔特·米歇尔（Walter Mischel）博士进行了一系列著名的"棉花糖实验"。他让一群四五岁的小朋友单独坐在房间里。房间里除了一张小桌子之外，什么也没有。每个小朋友到房间时，桌上都放着一块棉花糖。他们被一名成人告知，他们可以选择马上吃掉这块棉花糖；或者等一会儿再吃，他们还可以得到一块。在这个过程中，有的孩子忍不住吃掉了棉花糖，有的经受住了诱惑，最后得到两块棉花糖。

差不多 30 年后，米歇尔博士对这些测试者进行了跟踪调查，声称发现那些能够抵抗住诱惑的小朋友，大多都有更成功的人生，比如优异的大学考试成绩，更好的身体素质和高满意度的生活状况。

许多专家学者以此为强有力的论据，强调从小培养孩子自制力和相应延迟满足能力的重要性，并纷纷为父母出招。

不过，纽约大学的心理学教授斯图尔特·尚卡尔（Stuart Shanker）博士——一位专注于研究孩子行为问题的专家，在他的书《我不是坏孩子，我只是压力大》[*Self-Reg*：*How to Help Your Child (and you)Break the Stress Cycle and Success fully Engage with Life*] 中指出这个著名的实验本身有不少不严谨和瑕疵之处：

- 一个四五岁的孩子被扔到一个空荡荡的，有点像宇宙飞船的陌生空间，他会面对什么样的压力？

- 在进入这个房间之前，这些孩子有什么样的背景呢：是否刚刚在家经历爸爸妈妈吵架？还是早上没好好吃饭，肚子这时候饿得咕咕叫？带他进入房间的成人之前和他们好好交流过吗？他们觉得这个成人值得信任吗？

- 这些孩子在和成人互动交往的经历中，是否有时不时遇到成人说话不算数的情况？

    ……

如果抛开诸多这些因素，简单地以此时此刻孩子吃没吃摆在他面前的棉花糖而做出判断——孩子如果吃了棉花糖，就缺乏自制力，从而影响他们的一生，这样的研究方法和得出的结论多少有些偏颇。

这个实验得到很多专家和父母的追捧还有一个重要原因，就是和大家根深蒂固的教育理念不谋而合：孩子出现行为问题，可以通过训练他们的自制力来解决。

尚卡尔博士通过多年致力于孩子问题行为的研究，提出了通过培养孩子的自我调节能力，来解决孩子的问题行为这一观点。

➡ 情绪问题，如何破？

孩子的问题行为带着强烈情绪，而情绪后面可能藏着种种压力源。如何识别情绪信号，了解压力源，降低压力，让孩子平静下来，是让理性大脑恢复工作状态的关键。这也是尚卡尔博士所讲到的自我调节能力。

那么，父母如何帮助孩子培养自我调节能力呢？ 平日在孩子情绪好的时候可以通过读绘本、讲故事、角色扮演或直接教导等方式来帮助孩子。最简单有效的方法可能就是在孩子出现情绪问题时，以同理心去和孩子建立联结。在这个过程中，不仅可以疏导孩子的情绪，建立良好的亲子互动关系，而且可以潜移默化地引导孩子培养自我调节能力。

同理心是什么？

同理心不是——

- 说教："你怎么可以不做作业呢？做作业是你的责任！"
- 批评："别人碰一下有什么关系！坚强一点！"
- 同情："妈妈知道你很难受，没事儿，吃点好吃的东西，睡一觉就好了。"
- 代办："发脾气有什么用！爸爸帮你搞定这次作业！"
- 漠视："这点小事就发脾气，我小时候那么艰苦都一声不吭。"

同理心是——

设身处地倾听，感同身受，用你的语言说出对方的感受，让他感到被理解和接纳，愿意进一步分享和探索。

此处参考中国台湾亚洲大学柯慧贞教授在如何帮助成瘾青少年中谈到的共情与"同理心"内容，总结出以下如何练习同理心的四个步骤。

第一步：通过孩子的口头和肢体语言，觉察他们的问题，并表达愿意倾听的意愿。

"孩子，我察觉到你今天回家不愿讲话，好像情绪不好，作业本放在桌上一直没有动笔……不知道妈妈是否能为你做点什么？"

观察到孩子和平时不一样的行为和面部表情，一方面表达妈妈的关注和关心，同时也在引导和帮助孩子通过一些信号察觉自己的情绪。

第二步：收到孩子的信息，接纳，不批评、不评价。

"哦，你说老师今天批评你了，明明你听写对了，却不给你100分……"

接纳才能让孩子有安全感，并说出真实的想法。这样，父母一方面了解到行为背后的原因，同时也在帮助和引导孩子寻找自己的压力源。

第三步：用你的话说出孩子的感受。

"嗯，你现在感到难受，很生气，很愤怒，是吗？"

父母确认是否真正领会孩子的感受，同时也在帮助和引导孩子学习如何用语言表达自己的情绪。

第四步：用疑问句客观地表达事件与情绪的关系。

"因为老师批评了你，所以你很生气，现在也不愿意写作业，是吗？"

父母并不一定理解压力源和孩子情绪之间的关系。所以父母需要站在孩子的角度来认同孩子，确认压力源和情绪之间的关系。

通过同理心四部曲，当孩子得到父母的接纳和认同，感受到爱和关心，安全感倍增，情绪平复时，他们的理性大脑就会开始正常运作。这样，便为下一步父母和孩子一起理性探讨解决问题的方法提供了良好的前提和环境。

当然，用同理心来陪伴和帮助孩子，需要常常练习，慢慢进步。同时，同理心的练习也离不开父母自身良好的情绪调节能力。

训练要点

◆学习练习同理心，无条件接纳孩子的情绪。

◆引导孩子觉察和疏导自己的情绪，提升自我调节力。

实操工具

💡 同理心四部曲

练习以同理心面对孩子的负面情绪。

第一步：通过孩子的口头和肢体语言，觉察他们的问题，并表达愿意倾听的意愿。

第二步：收到孩子的信息，接纳，不批评、不评价。

第三步：用你的话说出孩子的感受。

第四步：用疑问句客观地表达事件与情绪的关系。

💡 情绪按钮与情绪工具箱

1. 找出情绪按钮。找出容易反复触发各种负面情绪的场景，这些场景就是情绪按钮。

2. 为自己配备情绪工具箱，即，找找有什么能够预防，或者让要爆发的情绪舒缓下来的方法。

罗列尽可能多的有效方法，成为自己情绪工具箱里的可选工具。这些工具可能是：深呼吸、数数、叫停、离开现场、捏减压球等。

3. 如果全家总动员更好。全家每个成员都找到自己的情绪按钮和相应的情绪工具，并写下贴出来，彼此提醒，从而营造良好的沟通氛围。

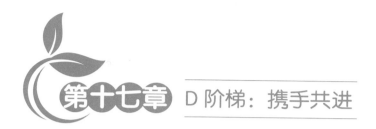

第十七章 D阶梯：携手共进

 为什么满怀热情的父母，常常遭遇训练孩子的失败

　　有挑战的孩子表现出的行为的确让父母抓狂，于是许多父母认真钻研育儿书籍，现学现用，希望有些方法能够在孩子身上奏效。

- 如果孩子有行为问题，可能因为孩子被忽略。父母需要给予孩子正面积极的关注。

- 小心！孩子会操纵父母。所以，父母需要简明扼要地告诉孩子指令，对于孩子闹情绪和讲条件等行为，坚决忽视。

- 孩子需要管教。父母制订逻辑后果，如果孩子没有按照约定做事，父母需温柔坚定地执行后果。

- 正面奖励积分措施。孩子需要有动力，做事才有积极性。父母需要建立奖励积分机制，从而鼓励孩子的正向行为，减少问题行为。

　　上面这些育儿原则，的确对一些父母和他们的孩子在建立家庭秩序和规则方面有效。不过，更多的情况是，许多父母满怀热情投入这些原则的积极实践中，但很快被打回原形。

明明从小聪明又调皮，虽然做事丢三落四，脾气急，父母觉得小男孩这样也没有什么不好。等到明明读小学，特别是读小学四年级时，事情突然越来越多，因为不好好做作业，违反课堂纪律和同学关系不佳，明明常常被学校老师批评。在家里，明明做作业磨磨蹭蹭，不仅不听父母的督促，脾气还越来越大。父母着急了，开始参加家长讲座，找育儿书看。很快，明明的父母决定实施奖惩制度：清楚表达对孩子的期待，确定界限。奖励好的行为，即实施奖励积分，累积到一定数额，可以选自己喜爱的奖品；如果做得不好，没有达到要求，则扣分。

刚开始，明明仿佛有些积极性，但很快他扣分的频率增加，常常为没有得到奖励和父母争论。父母尽量温柔而坚定地拒绝他的要求。再过些时候，明明对奖不再有兴趣，对罚也无所谓了。结果，明明的问题行为不仅一点儿也没有改变，和父母对立的情绪反而越来越严重。

罗斯·格林（Ross Greene）博士是哈佛医学院副教授，他通过服务无数家庭的经验和大量深入研究，指出了为什么不少父母在实践许多育儿原则时会遭遇失败：主要原因是忽略了问题行为背后缺乏技能的问题。

换句话讲，父母在实践上述育儿原则时，基本都是以父母为主导来制订规则；父母一厢情愿地以为他们知道问题行为的根源所在，规则得以执行的前提是孩子有足够的技能（执行功能）。事实上，许多问题行为的原因是孩子缺乏相应的技能来应对日常学习和生活。所以，即使制订再完美的奖惩积分体系或逻辑后果，结果往往是孩子饱受失败的挫折（因为做不到），要么沉沦，要么反抗……

● 有效训练孩子执行功能的关键

训练孩子的执行功能可以从日常生活点滴开始，看看哪些问题困扰着孩子的学习和生活，越具体越好。比如早上起床、晚上睡觉、准备上学的东西、做作业拖延、考试焦虑、到邻居家总是和小朋友抢玩具等。

孩子的问题行为是和他们的执行功能相联系的。比如，孩子上学日每天早上的"激烈战斗"，和任务启动、持续专注力、工作记忆和情绪控制等一系列执行功能不足有关。问题的解决方案往往不是父母单方面设想的那么简单：早上起床只要设定好闹钟，规定好刷牙、洗脸、吃饭的时间，准时出门就可以。孩子执行功能的情况，父母真的了解吗？

如何了解孩子的真实情况，让孩子参与到问题解决方案中来，是有效进行执行功能训练的关键。

> **格林博士建议让孩子参与到问题解决方案中的三个步骤：**
>
> 第一，同理心。以同理心来走进孩子的世界，从孩子的角度了解在这个问题上他的挣扎和困惑。
>
> 第二，取得共识，确定问题的原因。和孩子友好沟通，让孩子知道父母在这个问题上的看法，并取得共识。
>
> 第三，邀请孩子一起设计问题解决方案。和孩子一起头脑风暴，罗列可能的解决方案，最后双方确认一个可行方案。

明明做作业常常拖到很晚才能完成。明明的父母以前制订了一些规定，比如放学后先做作业，然后才能去楼下找小朋友踢球；做作业时安静地待在书房，做作业20分钟，休息3分钟等。刚开始，明明仿佛有些积极性，但很快就表现不佳，常常为没有得到奖励和父母争论。再过些时候，奖罚措施对他已失效。明明的父母感到非常沮丧。

于是，父母决定用格林博士的方法。通过和明明聊天，父母才意识到孩子做作业拖延的主要原因是犯困，常常难以集中精力。做其他作业还好，一做语文作业，特别是写作文部分就犯愁，如果父母这个时候催促他，他就会发脾气，觉得自己很笨，父母和老师也会这样认为。通过沟通，让明明从父母的角度重新看待作业拖延问题，澄清误会，并取得双方对问题原因的共识。

最后，明明和父母通过头脑风暴，双方约定：先踢球再做作业，这样他就不会那么困了；在客厅做作业，太安静的环境反而容易分心，妈妈最好可以在旁边看书；遇到语文作业要写作文，试着先说出来，用妈妈的手机录音，再根据录音写。

第一周，明明使用这套方法做作业的效果还不错。不过明明发现先踢球再做作业，虽然不困了，但不容易安静下来写作业，明明希望妈妈能够提醒自己。后来明明想办法，自己做了一个提示牌，妈妈只需把提示牌拿到明明面前晃一下表示提醒就可以。父母发现写作文是明明做作业的难关，需要特别辅导。爸爸决定每周辅导明明两次作文写作。

虽然明明写作业有明显进步，但挑战依然不小。确认现在的解决方案适合明明目前的执行功能水平后，父母和明明商定建立相应的积分奖励机制，来帮助明明积极实行问题解决方案（执行功能训练）。明明将做作业的规则和相应的奖励措施制作成表格，张贴在冰箱上。

这个父母和孩子合作解决问题的模式，非常有意思的一点是，在该模式运用的过程中，父母就已经在示范和训练孩子的执行功能了。

比如在上述案例中，明明通过和父母互动来学习：如何做计划确定优先顺序来完成作业；通过先运动后学习来提高专注力；用提示牌帮助记忆；通过和父母沟通来学习控制自己的情绪；在修订和调整规则中提升自我认知能力等。

上述三个步骤，看起来简单，实施起来可能对一些父母而言并不容易。

首先，最大的困难可能是，做父母的不太习惯从孩子的角度看问题。父母以为自己在孩子的问题上"全知全能"，不容易倾听孩子的声音。和孩子对话以前，脑子里已经想好了如何训练孩子。

其次，既然面对的孩子有挑战，父母和孩子之间的关系非常容易处于"战斗"状态，双方如果要心平气和地真诚对话，父母需要给予孩子加倍的耐心。

最后，如果发现和孩子暂时很难沟通，那就等待下一次机会。请放松，先学习和孩子玩，建立好亲子关系。

➡ 执行功能训练需要设定优先顺序，循序渐进

有挑战的孩子，问题行为总是不少。尽责的父母常常会错误估计训练孩子的难度，希望将学到的方法全面运用到孩子生活和学习的各个方面。但往往可能希望越大，失望越大。父母需要量力而行。

1. 评估孩子目前日常生活和学习需要改进的地方，确定优先事项

比如，如果早上起床是优先事项，那么整理房间或者刷牙就成为次要事项，可以放一放，等早上起床训练到达一定成效再着手下一步训练计划。

孩子早上起床和按时到学校，涉及任务启动、持续专注力、工作记忆和情绪控制等一系列执行功能，而整理房间，也涉及相似的执行功能。如果按照格林博士所说发挥孩子的主动性，先集中精力训练早上起床，等有成效以后再训练整理房间，可能会容易很多。

2. 从容易的部分开始

无论是孩子还是父母都需要成功的体验。执行功能训练可以从处理比较容易的问题开始。

3. 训练执行功能，效果从来就不是立竿见影的

执行功能训练不是立刻就能见效的，并且随着年龄增长和处境的变化，执行功能训练会成为一个长期的过程，其本身就是生活的一种常态。更重要的是，执行功能训练往往是父母和孩子以及整个家庭每天互动的过程，是生活的一部分。身为父母的你，享受美好的家庭关系永远是第

一位的，再优秀经典的执行功能训练方法，在破碎的关系中去实践都只能大败而归。

训练要点

◆ 观察孩子在日常生活和学习中是否有技能缺乏的情况。

◆ 了解并学习让孩子参与问题解决方案的三步骤。

实操工具

头脑风暴问题解决记录表

日期：

问题：

参与人员：

记录人：

头脑风暴方案：　　　　　　　　　　评分（1—10）

家庭成员 / 家庭成员 / 家庭成员

1.

2.

3.

4.

5.

可行方案：

执行人及职责：　　　　　　　　　执行与否的奖励 / 后果：

1.

2.

3.

方案的跟进 / 检测 / 调整

1.

2.

注：①该头脑风暴问题解决方法，适合家庭成员在情绪平静，有理性思考和良好沟通的情况下进行。比起年龄小的孩子，该方法更适合青少年。如果孩子比较小，父母酌情给予其适当的选择空间。

②实行头脑风暴问题解决方法需遵守的原则：氛围轻松愉快、不评价、鼓励创意和多角度。

③每个家庭成员都需要对每个方案进行评分，最后选择时需要遵循：可行性强、多数人喜欢、学习妥协和修正这三个原则。

④方案的执行跟进和检验需要明确时间，什么情况下需要调整请说明。

⑤练习该技巧，最好从冲突比较小的问题开始。

从每日架构开始训练执行功能

南希·瑞提是美国 ADHD 教练行业的先驱。她上大学后因为 ADHD 无法继续学业，这令她深刻意识到：自己在离家之前的学生阶段，之所以能够作为优秀学生毕业，很大程度得益于爸爸提供的严谨有序的生活架构。而进入大学后，突然脱离了由爸爸建构和监督的严谨有序的生活作息规律，以及各种事务程序化的模式，她的生活突然陷入混乱。

后来在南希帮助 ADHD 人群的教练生涯中，架构化也成为她教练技术的一个非常重要的部分。

● 孩子的日常生活需要哪些架构

对于执行功能不足的 **ADHD** 孩子来讲，帮助他们建立有架构的生活是关键。可以从这里开始训练执行功能。

孩子的日常生活需要哪些架构？

每日作息时间表	房间整理步骤
早上起床程序	洗衣服步骤
晚上上床程序	洗碗步骤
放学回家做作业程序	书包物品检查清单
晚餐程序	……

孩子都是在有形或无形的架构中生活的。对于执行功能不足的 **ADHD** 的孩子，常常需要将无形的架构有形化，并且将现有的架构合理化，从而弥补他们工作记忆、持续专注力、时间管理、组织管理、灵活变通等执行功能的不足。

其实，为孩子制订时间表、生活作息表或者整理房间步骤等，对许多父母来讲并不陌生。实际上，不少父母都曾尝试过或者还在努力实施中，可是往往收效甚微。

每个家庭不一样，孩子的年龄以及个性特点也不一样，所以，合理有效的具体架构没有统一范本，但是有一些基本的原则。

➲ 有效建立生活架构的十大原则

1. 作息时间和程序要符合家庭的节奏和孩子的独特做事秩序

父母在制订作息计划时往往是在模仿别人家的孩子，而没有考虑到执行功能不足的 **ADHD** 孩子的特点，即他们的独特做事秩序。

找出自己家庭的节奏和孩子的独特做事秩序，让精心打造的作息时间表和各种程序，能切实帮助孩子发挥潜力／优势／兴趣。

2. 按照循序渐进的原则，先易后难，各个击破

在父母看来，ADHD 孩子哪儿都是问题。不少父母学到一种方法或技巧，往往会不自觉地进入全方位开战模式。结果就很容易战败而归，然后不得不放弃。

以前没有给孩子设立明确规矩和制订作息时间表的家庭，最好从一个小的程序开始。先易后难，各个击破。

比如，训练幼儿园小朋友刷牙，可以这样设置刷牙程序：拿牙刷，挤牙膏，用牙杯接水，漱口，上下刷，里外刷，漱口，放下牙杯，放好牙刷。

再如，一年级小朋友吃完早餐出门的程序：用完的餐盘放到水池，拿书包，检查需要带到学校的东西，穿外套，换上室外鞋，和家人说再见，出门。

3. 生活作息时间表或者做事程序需要外在化

父母一定不能想当然地认为只要制订好合理的程序并告知孩子，ADHD孩子自然就应该执行，否则就是态度和行为问题。

这些孩子在工作记忆、时间管理、组织管理等方面的执行功能存在不足，需要父母的特别帮助。比如将制订好的作息时间或者程序，以孩子看得懂和喜欢的方式，写（画）下来，张贴在孩子看得到的地方。

时间也需要外在化。可能每个房间都需要放一个钟，或者计时器和沙漏等。让孩子看到时间并感知到时间（无论多大的孩子都需要）。

4. 生活作息时间表或者做事程序需要多感官化

一位妈妈要照顾3个6—12岁的孩子，从早上起床到出门，天天都是一场激烈的战斗。她想过很多办法，多次制订过早上程序，也贴了出来，可是没有什么效果。直到她买了若干小圆形磁铁。

她将每个孩子早上的程序、需要做的事情罗列出来，分别写在三张白卡纸上，每人一张，贴在冰箱门上。然后，她在每个事项旁边都放一个小圆形磁铁。事项没有完成时，这些小圆形磁铁都放在"否"的地方。如果完成一项，则需要孩子将磁铁挪移至"是"的地方。

通过这种方式，事项有没有完成，孩子和大人都一目了然。如果孩子在吃早餐前，没有完成前面的程序，妈妈会说："对不起，这两个磁铁还在'否'的地方呢！请完成了再吃饭。"

这位妈妈的心得是：孩子们不仅能一目了然地看到，还能触摸到，并且有一种掌控自己生活的成就感！

还有些家长分享用不同的音乐，或者定时的闹铃／音乐来提示孩子接下来的程序和步骤是什么。因为这些孩子虽然"视而不见"，但听得见。

5. 制订的生活作息时间表或者各种程序需要在孩子的能力范围内

不少 ADHD 孩子的睡眠质量不太好，早上起床可能需要一些时间清醒和调整自己的状态。如果早上程序是闹铃一响就必须起床，对许多 ADHD 孩子来讲难度太大，这样不仅会让这些规定流于形式，而且会因为情绪问题影响亲子关系。所以要考虑早上从闹铃响到起床之间多给他们一些时间。

ADHD 孩子的任务启动能力弱一些，在制订放学回家写作业的程序时，也需要意识到这一点。比如，对于非 ADHD 孩子，可以规定回家吃完水果点心，接着做作业。可是对于 ADHD 孩子，回家吃完水果点心后，很难进入学习状态。参照这个孩子以前的表现，要一个小时后才能开始做作业。那么，30 分钟后开始做作业，这就已经是一个需要努力才能达到的目标了。

父母在实施这些程序时，请确保孩子具备相应的技能。就像第十二章中南希哥哥的例子，南希爸爸在执行程序前，对儿子进行了一定强度的训练。

6. 在每日的生活作息时间安排上，需要给孩子自由的时间

意识到ADHD孩子需要生活架构后，不少父母又会走上一个极端，希望将孩子的所有时间都规划好。看到孩子在发呆，或者东晃西晃就着急。

实际上，常常跳出框架思维、脑子转个不停（有时看起来像是发呆）的ADHD孩子，需要自由的时间来做他们想做的事情，或者来思考他们满脑子的事情。并且他们容易处于情绪张力中，这也需要有自己的时间和空间来疏导排解。

7. 适当的奖罚有助于提升孩子遵循程序的动机

ADHD孩子做事往往以兴趣为导向。由于遵循程序、规则等很难让这些孩子有兴趣，所以用适宜的积分奖励机制来引发他们的兴趣，增加成功体验，可以让训练更容易实施一些。

8. 将作息时间规律和做事程序作为长期目标，成为生活的常态

很多时候制订好的作息时间表或者各种做事程序，之所以不能很好地执行，和父母轻易放弃有很大关系。训练孩子遵循这些程序，其实不仅仅是行为训练，更重要的目的是教会他们如何过有秩序的生活。这对他们一生有益。

日常作息和做事的程序，需要按照循序渐进的节奏，针对孩子成长的不同阶段随时去调整和优化。这是一个长期目标，是孩子成长的一种生活常态。不仅是孩子还在父母身边时，还是孩子离开父母后，这种有架构的生活都需要持续。

经历挫败不要放弃，而是看看如何改进。很多时候，从小程序开始训练，比较容易坚持。每天进步一点点。

9. 让孩子参与到制订作息时间和各种程序中来

孩子作为这些程序的执行人，尽量让他们参与和主导（尤其对于青少年）作息时间和做事程序的制订，这是能够坚持执行的关键。同时，让他们从小参与，也是培养他们对自己生活负责，以后离开父母走向独立生活必不可少的一环。

10. 必要时寻求专业支持

如果父母进行了很多尝试和努力，训练孩子遵循作息规律和做事程序依然困难重重。在这样的情形下，你就需要考虑寻求专业帮助。

训练要点

◆ 观察全家人的生活作息，制订合理的全家作息生活架构。

◆ 观察孩子的生活作息，讨论并一起制订合理的作息生活架构。

实操工具

💡 **我的生活操作手册**

根据文中的十大原则，尤其是第二、三、四项原则，选择一个生活中比较困扰的小程序，和孩子一起讨论，制作一个操作程序手册，并写／画／贴出来。

比如，早起程序手册、刷牙程序手册、回家开始做作业程序手册、睡前程序手册等。

别和孩子在作息规律上较劲

作为父母，你是否期待孩子：

早上准时起床，洗漱，喜欢吃麦片、水果、鸡蛋等营养早餐，准时出门上学；放学回家，专挑水果、坚果当零食，然后认真做作业，做完后到小区花园和小朋友玩一会儿；晚餐后，主动洗碗，练琴，看书；到了睡觉时间，主动洗漱，道晚安，睡觉。

这样"别人家孩子"的形象，不知误导了多少父母和家庭。父母一再努力地训练孩子，往往一次又一次地沮丧、抓狂和绝望……

你的孩子和别人不一样

如果我们的一切治疗方案或者训练措施的目的依然是：努力将ADHD孩子变得和非ADHD孩子一样，那么无论是父母还是孩子，很可能终其一生都要在这样艰难的战斗和失望中度过。

为孩子建立生活作息规则，也是为了训练孩子的执行功能。但是，对于ADHD孩子，有两点需要注意：

- 建立生活作息规则，训练执行功能，是为了帮助孩子发挥他的潜力／优势／兴趣。

- ADHD孩子有一套自己独特的做事秩序，所以适用于他们的执行功能标准、生活作息规则和别家孩子不太一样。

➡ 孩子的独特做事秩序是什么

一位大学生终于意识到自己擅长通过听觉来学习。所以她尽可能收集、借阅和购买一些音像书籍和资料。这样，她可以边运动边"阅读"老师布置的阅读作业。运动与学习两不误。

一位高中生偶然发现如果自己约一位朋友到图书馆学习，学习效果很好。于是，他调整以前在自己房间做作业的方式（很多时候处于分心、发呆的状态），开始和一两位朋友一起去图书馆学习。

一位高年级小学生一做作业就犯困，尝试了几种方式后，发现放点背景音乐，并让妈妈在旁边陪伴可以专心20分钟。

一位刚上小学的孩子早上无法起床，后来发现当闹钟响后，爸爸和他在床上打闹一会儿，他就会高高兴兴起床洗漱了。

一个9岁左右的女孩，做什么事情都懒懒散散。后来妈妈发现她很喜欢数钱。于是每次女孩按时做了什么，就给她一两个硬币，让她扔在一个罐子。因盼着数钱，女孩一下子就有主动性去做大多数事情了。

上面案例中的主角，都是被诊断为 ADHD 的孩子，不少是我辅导过的孩子。

这些独特的做事秩序是建立在成功经验的基础上的，即不是关注孩子做得不好的状况，而是挖掘/发现他们在什么情况下做事状态很好。第十四章提到了多德森博士建议围绕两个问题来找到孩子独特的做事秩序。以一个月为期，让孩子参与进来，父母和孩子从不同的角度观察记录。

这些方法技巧并不是旨在将 ADHD 人群变成非 ADHD 人群；恰恰相

反，这些方法技巧因为建立在 ADHD 个体独特性的基础之上，所以能够帮助他们发挥优势和特质，从而发展出对自我的正确认知，让他们能够欣赏自己的 ADHD 正向特质（例如，富有想象力和好奇心、能够跳出框架思维、创新、有活力、特立独行等）。

你是否愿意试一试这为期一个月的观察记录，来找到帮助孩子发挥优势 / 特质的个性化方法？

比如，什么作息规则最适合你的孩子？也许是：

- 早上闹钟响后，先窝在被窝里听 20 分钟音乐或小说再起床；
- 每周一、三、五有权利选择在自己房间吃早餐；
- 戴着耳机听音乐写作业；
- 先玩一下编程再写作业；
- 背课文要在小区花园边散步边背，最好和妈妈一起比赛背；
- 晚上睡觉前要画一会儿画；
- 习惯并总能够在最后一刻（截止期）熬夜完成作业。

养育 ADHD 孩子的确不是一件容易的事情，充满了挑战。如果你愿意换一种视角，即以优势模式来看待孩子，时刻准备发现他们身上的闪光点，这一过程便充满了惊喜和希望。

- 常常无处下脚的孩子房间，突然被孩子收拾得井然有序；
- 平时粗枝大叶的孩子，对他喜欢的各种汽车模型细节如数家珍；
- 孩子捡了一大堆看似无用的东西，居然在某个周末将这些"破烂"做成了一个永动机模型；
- 平时做作业老犯困的孩子，一旦学校有演出，研究剧本、背台词时专注得可以几个小时不休息；

- 孩子做家务老找借口，可照顾小狗和小猫却不怕累、不怕脏；

- 孩子不讲个人卫生，却对自己的数个键盘细心清洗分类，爱护有加。

我们的世界往往因这群人变得异常精彩。如果父母在训练孩子规律作息上，无论如何努力都备受挫折，放松放松吧。相信他们有"闪耀"的时刻，父母此刻就好好享受孩子带来的这些惊喜，好好照顾自己。

训练要点

◆ 观察并找出孩子独特的做事秩序。

实操工具

💡 **我做事的独特秩序是什么？**

以一个月为期，让孩子参与进来，父母和孩子从不同的角度观察记录，找出适合孩子个性的技巧和方法。建议在观察的过程中，围绕两个问题来思考并讨论：

1. 孩子状态比较好的时候，是因为他有兴趣吗？如果是，具体是在做哪些事情或者是在哪些情况下，他表现出兴趣或好奇？

2. 孩子状态比较好的时候，是因为他处于竞争／竞技的情形下吗？如果是，在哪些竞争环境或面对哪些对手时，能激起他这样的斗志呢？

陪娃做作业，你找对方法了吗？

> 对于辅导ADHD孩子做作业，家长需要给予更多的理解、宽容和鼓励。同时，如果父母能够在爱中去发现和欣赏孩子的独特性，并帮助孩子找到适合他们的学习方式，"陪娃做作业"就不会是一部"辛酸史"，而是成为发现孩子闪光点的旅程。

即使同样是ADHD孩子，他们的症状和特点也千差万别，适合他家孩子的不一定适合你家。在这里总结一些帮助孩子做作业的原则。

1. 让孩子参与到推动作业完成的策划和决定中，发展他们的自主性

由于ADHD孩子对自己不感兴趣的事情（比如做作业）缺乏动力，他们很难开始动手做作业，过程中也很容易分心。那么，根据孩子的年龄，适当让孩子参与做作业的决策就很重要，包括什么时候开始做作业、在什么地方做、如何做等。

什么时候做——回家先做作业再玩，还是先玩再做作业？ADHD孩子的时间观念往往只有"现在"和"不是现在"。现在不得不做作业，会让他们沮丧难受，这样的负面情绪使他们很难去想象学习一段时间后可以玩的愉悦感。在这种情况下，如果想让孩子先做作业，仅仅用加大音量来命令孩子做作业是很难有效果的。需要首先理解并感同身受以舒缓孩子的情绪，然后通过描述或视觉化的方式让孩子感受到过一会儿玩带来的喜悦，并鼓励孩子现在尽力完成作业。当然，如果观察孩子玩一阵子再做作业效果更好，先玩再做作业也未尝不可。

在什么地方做——安静的房间、一尘不染的写字台，可能并不适合一些 ADHD 的孩子。有不少人在有其他人看书的图书馆、有适当噪音的咖啡馆、汽车里、东西摆放杂乱的客厅、带着饭菜味的餐厅等地方效率更高。询问和观察孩子，看他在什么样的环境中做作业效果好。

如何做作业——边听音乐边做作业；边唱歌边做作业；站着做作业（如果有足够高的桌面）；边散步边背课文、单词；将作业分成几份，写在纸条上，然后抓阄决定先写哪些……

ADHD 孩子往往是具有创新思维的，鼓励他们异想天开，只要方法适合他们，父母就积极支持吧。

2. 将做作业程序化、规律化

一旦孩子找到适合他们的做作业方式，请将做作业程序化。因为 ADHD 孩子在执行功能上有困难，即缺乏内在化的组织管理和控制能力，所以要尽可能地通过家庭支持，建立外在的规律程序来帮助他们完成目标。比如，将放学回家、洗手、喝水、吃点心、和小狗玩 5 分钟（使用计时器），然后开始做作业等一系列活动程序化。

不少 ADHD 孩子是视觉学习者，如果你的孩子也是如此，可以引导帮助他们将这些程序通过图片（自己画或剪贴图片）的方式呈现出来，将这些图片贴在墙上、冰箱上等比较明显的地方，让他们可以真实地看到自己要做什么。

3. 设立目标

有效设立目标，将大块作业目标分解成小块目标，并将完成目标与奖励机制结合。

对于不少孩子，他们的执行功能并不是随着年龄增长，通过观察他人自然而然就增强了，像"隔壁家小孩"一样。特别对于ADHD孩子，他们这方面的计划管理能力是绝对需要父母或老师，根据他们的注意力时长和兴趣点等因素来用心培养的。不少人对ADHD孩子在打游戏上的专注和执着印象深刻。为什么同样的孩子，在做作业或其他一些重要的事情上就不能专心并付出努力呢？

在游戏设计中，分块、循序渐进的小目标，再加上达到一个目标以后即时奖励的机制，能让人们体会到成功的喜悦，刺激脑部神经递质分泌和高效运行。我们前面谈到ADHD孩子脑部主管执行功能的前额叶发育比其他非ADHD的孩子要慢2~3年，并且他们的脑部神经运行机制是兴趣导向的，所以不少专家推荐用代币制等方法来帮助执行功能比较弱的孩子。即给孩子创造一个近距离的目标，达到以后立刻就能得到奖励，比如一个代币。孩子可以积攒代币，以换取自己喜欢的奖品。

当然，目标与奖励机制的结合需要父母根据孩子的年龄、执行功能的成熟状况、孩子的兴趣特点和亲子关系等来逐渐调整完善，最终目的是帮助孩子发展出从制订小目标，到规划人生的成熟的综合执行功能。

可能有父母会担心，这样的代币制会让孩子只是重视行为或奖品本身，影响身心发展。其实代币制只是工具，主要看什么人在用，其中有学问和技巧。对于ADHD孩子，因为他们的努力往往比较难以得到学校体系的认可，这些奖励机制可以制造成功的体验，提升他们的自信心。

比如，数学作业有计算题和运用题，可以分成完成计算题和完成应用题两个目标，完成一个目标能得到相应的奖励，可以用图表等形式让孩子实实在在看到和感受到。奖励可以是贴一个小贴纸、拥抱、休息5分钟、吃冰激凌或得到一个代币等。

4. 注意力时长和时间管理

ADHD孩子的专注时间有限，一般八九岁孩子做作业的专注时间是30~40分钟，ADHD孩子可能只有10~15分钟。用计时器，设定10分钟写作业时间，然后让孩子休息3分钟。

另外，前文提到ADHD孩子往往只有"现在"和"不是现在"两个时间观念。他们常乐观地估计20分钟的作业只需要2分钟就能完成，或者无法预估到上洗手间和喝水的时间。所以，父母需要帮助孩子通过图片或计时器等，触摸或感受到时间变化，或者用手机闹铃等听觉方式来感受时间。帮助孩子感受到并计算诸如上洗手间、喝水和读一段课文需要的时间，来学习实实在在地做计划，管理好时间。

5. 多多运动

增加脑部神经递质，比如多巴胺的分泌，除了服用药物、找到孩子的兴趣点，还有一个重要的方法就是运动。大量研究显示，无论采取何种运动方式，每天最好保证有30分钟以上的运动时间，这可以有效帮助孩子的脑部发育，增强注意力和控制力。所以，如果孩子回家想先玩再做作业，让孩子做一些能够动起来的活动，无论是在小区里跑几圈或在健身器材周围玩一会儿，还是在家和爸爸妈妈疯玩一下，对提高孩子做作业的效率都是有效的。

另外，ADHD孩子需要一些物理刺激来保持他们大脑的清醒和专注。所以，如果你的孩子一边做作业一边脚不停地动，背单词、背课文时总是离开座位，和你说话时手总要拨弄什么东西……请理解和支持他们。在国外，特别是美国，针对这些孩子的特点开发了很多帮助孩子专注的玩具，包括手上捏的，以及放在椅子上坐的各种垫子。这些产品的特点是一方面能满足孩子身体各部位扭动的需要，另一方面不发声，不影响他人。

6. 为孩子争取权益

不少 ADHD 孩子会在完成作业上有挑战，这往往与他们的脑部神经发育有关，而不是他们故意不做。这群孩子有一个很大的特点，就是他们的能力和学校成绩的表现有巨大差距。简单来讲，对于知识点，他们很多时候知道和理解，但是按照现有的学校评估成绩的方式和标准，他们的得分常常低于同龄孩子。

在美国，最近 20 年来公众对 ADHD 有越来越多的认知和理解。在公立学校，根据 1973 年《康复法案》的第 504 条，孩子被诊断有 ADHD，就能享受个性化教学方案和考试时间延长等权利。在国内，在目前社会对 ADHD 认知度远远不够的情况下，需要父母根据孩子的情况，和学校老师讨论，让他们知道 ADHD 孩子在学校不尽如人意的表现更多是发育方面的问题，从而尽可能争取到一些权益，比如，减少作业量；有些作业可以用口头表达来代替书面写作；请老师贴心地表扬孩子的一些小进步（能刺激帮助孩子喜欢做作业）等。关于如何争取学校支持，请看第九章中学校支持系统的相关内容。

7. 做作业不是生活的全部，享受在一起的美好亲子时光

由于 ADHD 孩子的独特性，请做好他可能永远不会像"隔壁家小孩"

那样高质量地完成作业的准备。但是你的孩子绝对有他的闪光之处，做作业毕竟不是生活的全部。试想当年如果爱迪生或者爱因斯坦的妈妈，坚持要小爱迪生或小爱因斯坦认真完成老师布置的作业，估计就不会有后来的爱迪生或爱因斯坦了。在一个被接纳和鼓励的环境中，ADHD 人群的富有冒险精神、创新和执着的鲜明特质，会给社会带来无尽的活力和进步。

训练要点

◆观察并找出提升孩子做作业效率的方法和技巧。

实操工具

💡 找一找完成作业的妙方

	学习地点、桌椅舒适等	辅助物品（食物、背景音乐）	时间选择（是否精力充沛等）	是否需要有人提醒	其他
环境					
	作业是否需要拆分	作业科目的先后选择	桌面一次是否只放一项作业	不同作业的不同学习方式	其他
作业性质					
	完成作业后喜欢的奖励形式	没有做完怎么办			其他
奖励／后果					

　　注：根据影响做作业的三大要素：环境、作业性质和奖励／后果，寻找适合孩子的个性化方法。比如环境，孩子可能更适合在客厅做作业；站立写作业效果好，那么要考虑升降自如的桌子；边听音乐边嚼口香糖效果更好；放学运动 30 分钟后效率更高；需要能播放音乐的定时器，每 20 分钟提醒休息一次，或者准备白板，妈妈有什么需要提醒的，就直接写在白板上。

ADHD 孩子的困境与工作记忆

ADHD 孩子的常见情形：

- 对不感兴趣的阅读材料，可能阅读了整篇文章，知道每一个字的意思，但是，几分钟后却不能概括所读内容；

- 课堂上的练习作业，总是做不完，后来干脆不做；

- 袜子常常无法配对，刚拿的东西不知放什么地方了；

- 在学校又和其他同学发生冲突了，类似的事情总是发生，其实在家里明明演练了半天该怎么控制自己；

……

⟳ 如何改进工作记忆，导航系统的比喻带来的启示

巴克利博士形象地将工作记忆比喻成一个人脑部的导航系统。如果你需要到达某个目的地，那么运行良好的导航系统通过地图和声音，可以帮助你规划最优路线，即使遇到塞车，也会随时为你调整路线，排除干扰，保证最快速到达目的地。一切都在可控之中。

当面临一个新任务时，人的工作记忆就如脑部的导航系统，会合成处理脑部储存的信息，来帮助你规划完成任务需要的步骤，即使遇到问题，也很快有相应的措施应对，及时调整，保证你朝着目标前进。

但是，对于工作记忆不足的人群，常常无法应对脑部大量信息的处理、存储和获取，从而造成了学习和生活中的种种状况。就像汽车导航系统

时不时出现状况一样：有时导航路线出现偏差，有时声音听不清，有时堵车却没有及时调整路线，有时前面明明没有路，导航系统却显示继续往前开。

所以，对于这样一些工作记忆不足的孩子来讲，需要一个外在的导航系统来支持。就像汽车导航系统一样，可以通过外在的图像和声音提示来加强内在工作记忆的不足。

● 鼓励和亲子同乐——提升孩子的工作记忆

鼓励孩子提升工作记忆

关于外在化的具体方法，每个孩子、每个家庭不同，方法也各异。父母可多观察，多和孩子交流，鼓励孩子发展适合他们的方法来提升工作记忆。

1. 图示化的提示

父母停止唠叨和责备，鼓励孩子用图画或文字，将要做的事情画或写出来，贴在醒目处（常常能看到的地方）。比如关于早上的程序，可以将刷牙、洗脸、吃早餐等具体步骤画或写出来，贴在卫生间和厨房冰箱上；写纸条"放学带作业本"贴在文具袋上；如果在课间休息时容易和同学发生冲突，尝试每天在手上写个记号，提醒自己可以做什么、不能做什么。

2. 带小本子随时记录想法或待办事项

好记性不如烂笔头。包括巴克利博士在内的很多专家都主张用传统的"笔和纸"的方法来记录和提醒。一是因为本身用笔写下来的这个过程就会强化记忆；二是用电子产品来记录，容易因电子产品附带的大量信息而分心。

根据孩子的年龄和特点，记录可以使用文字或者图画的形式。

3. 运用多种感官来学习

看书时，可以同时用荧光笔或记号笔来勾画，写几个字或几段心得，还可以读出声或者自问自答，与父母讨论等。

4. 将要做的事情、目标及具体步骤等图像化

暑假有什么特别想做的事情、完成暑期作业的时间规划、完成项目需要哪些步骤等， 试着将这些事情用思维导图，或者图画、文字等形式在一张大纸上画或写出来，以便清楚地看见具体事项。并且如果做到其中一些，可以在旁边打钩，从而看到 / 感受到进度。

5. 良好的作息规律和习惯

放学回家洗手，晚上睡前将书包整理好，袜子扔在床下的篮子里。这些规律习惯不用增加大脑信息处理的工作量，反而能成为孩子自然的行为。

亲子同乐训练孩子的工作记忆

可以通过一些好玩的方法，亲子同乐来训练孩子的工作记忆。

1. 玩扑克牌

玩扑克牌的方法很多，无论什么玩法，只要孩子喜欢都可以。玩扑克牌时，孩子不仅需要记玩牌的规则，还需要记自己和别人出的牌，非常锻炼记忆力。

2. 各类桌游和拼图

从易到难，只要孩子喜欢都可以。

3. 建立记忆关联

无论在家或外出，随时可以有意识地抓住孩子感兴趣的事情来做关联记忆游戏。比如，从别人家做客回来的路上，和孩子比赛看谁能够快速说出遇到的所有人的名字，大家分享记住这些名字的方法；从动物园回来后，能说出多少鸟的种类、名称和特点，分享如何记住的方法。

4. 学习将信息分成小块记忆

如何很快记住电话号码？把 11 位号码分成 3 段，而不是整体记忆。比赛玩记车牌的游戏，然后分享记车牌的技巧。

5. 多多运动

运动好处多，对帮助工作记忆同样适用。

其实帮助和训练孩子工作记忆的好玩方法无处不在。养育 ADHD 孩子也是发挥父母无限创意的机会。

训练要点

◆观察并找出提升孩子工作记忆的方法。

◆和孩子讨论ADHD如何影响他的工作记忆，以及相应应对措施。

实操工具

♡ 外部提醒

用外在图像文字来帮助孩子学习管理自己的生活。

和孩子讨论，确定一些孩子需要负责任的事项，制作提示牌，贴、挂在醒目之处。

比如，早上出门检查清单：书包、课本、作业、水杯、午餐盒。孩子检查完毕才能出门；睡觉前准备第二天的物品清单：找出第二天要穿的衣服和鞋子，课本和作业本放进书包。

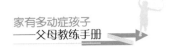

孩子磨蹭怎么办？

早上起床磨蹭；

上学磨蹭；

吃饭磨蹭；

做作业磨蹭……

孩子干什么都磨蹭，怎么办？在这个什么都讲究高效的社会，父母常常为孩子磨蹭而抓狂。于是，不少父母尝试用各种时间管理的方法来帮助孩子，包括认识时间、感受时间，或者利用效率手册来罗列需要做的事项等。可是收效往往不尽如人意。

◯ 磨蹭背后的原因

磨蹭与孩子的执行功能

孩子磨蹭并不仅涉及时间管理，更关乎全方位的执行功能。拥有良好的执行功能，就如一个交响乐队有一位很好的指挥，可以调度各方面的资源来促成日常生活中的目标达成。

孩子做事情磨蹭，父母的确需要观察，从执行功能各方面来评估孩子为什么做事磨蹭，而不仅仅局限在时间管理上。

孩子的执行功能，并不是天生就具有的，而是随着生理发育，在后天的学习生活中逐渐获取的。所以，父母对帮助孩子克服做事磨蹭也要有合理的期待，因为执行功能的提高源于孩子在生活点滴中循序渐进的训练。

磨蹭与孩子眼中的时间

对许多ADHD孩子来讲，他们眼中的时间维度只有"现在"和"不是现在"。他们比较局限于现在，对"将来"的概念很模糊。同样的作业，即使事先将作业列在时间效率手册上，标记要周二、周三做；但他们却会磨磨蹭蹭拖到最后一刻，即到了周四快睡觉时，甚至周五早上，才"突飞猛进"式地赶作业。因为，周二、周三和周四晚上都不是"现在"；只要不是现在，他们就不急，自然而然以为离完成作业还早。

另外，ADHD孩子往往对时间估算比较乐观，所以，他们对做事情具体要花费的时间比较模糊。比如，需要耗时3小时的作业，他们会乐观地估计为1小时就可以完成。

这就能帮助我们理解为什么他们做事情容易拖延，磨蹭到最后一分钟才做。

磨蹭与孩子的动机

孩子磨蹭往往与他们对此有没有兴趣有关系。这一点在ADHD孩子身上尤其明显。

正如前文所述，ADHD孩子做事的动机，即认定的重要性是以他们的个人兴趣爱好而定的。如果个人喜好和他人要求产生冲突，他们比较难以去执行他人的标准。从神经科学的角度来看，他们脑部促进动机的神经递质无法自动被调动起来去执行他人的指令。即使是父母和老师觉得很重要的事情，他们也照样磨蹭，无法开始。但是，ADHD孩子如果遇到他们感兴趣的事情，往往就不会磨蹭。

另外，磨蹭也与孩子的延迟满足能力有关。对于许多ADHD孩子来讲，他们做事往往取决于是否有即时的满足。换句话来讲，ADHD 孩子的延迟满足能力比较弱，难以为一项长期任务开始行动并保持专注力和持续努力。比如，如果每天按时完成作业以及按时上学，只有在学期中或学期末才能看到自己成绩进步或者得到表扬，这就意味着要为一个需要长期努力而无法预测成果的任务而努力，这对 ADHD 孩子来讲，的确是一个很大的考验，他们很容易失去动力。于是，做事磨蹭就是必然的状态了。

➲ 如何帮助孩子应对磨蹭

让孩子生活在架构当中，过有秩序的生活。

> 一位单亲妈妈不但有工作，还要养育两个男孩，老大 13 岁，有阿斯伯格综合征，老二 9 岁，有 ADHD。当被问及如何应对生活挑战，比如每天早上是否都要经历一场战斗时，这位妈妈告诉我，养育这两个孩子有许多挑战，但比较庆幸的是她受军人父亲的影响，注重家庭作息规律，所以两个孩子从小都生活在比较有规律的架构中，虽然在其他方面有挑战，但在日常作息方面，比如在早上起床、吃饭、上学，晚上睡觉等程序上还是比较省心。"否则我早就被拖垮了！"这位妈妈告诉我。

由于 ADHD 孩子执行功能不足，合理的生活架构，即规律的作息时间，可以很大程度上弥补孩子内在的不足。这样规律的作息时间，不仅有助于潜移默化地帮助孩子认知"过去、现在和将来"的时间顺序，同时也养成一种生活习惯，有惯性地做每天该做的事情，从而训练孩子在情绪控制、保持专注、任务启动和目标坚持等方面的技能。

时间的外在化

由于 ADHD 孩子对于时间观念的局限性以及工作记忆的不足，时间和要做的事情等都需要外在化。除了父母有智慧的提示外，还可以：

1. 作息时间规律及要做事情的具体细节可以图表化、视觉化

将每日需做的事情 / 任务，及所需的时间，通过图表、绘画等孩子喜欢的形式呈现出来，并张贴在醒目的地方。

比如早上起床程序，从闹铃响、穿衣、上洗手间、洗漱、吃早餐到出门，每一步骤都可以写 / 画出来，贴在房间、洗手间，或者冰箱门上，随时可以看到，或者做到一项就打钩。

2. 用计时器和沙漏等帮助孩子计算、感知和管理时间

做作业 20 分钟需要休息，就让计时器来帮助提醒。

3. 使用手机日历等工具，根据需要可以用发出声音的提醒功能

激发孩子做事的动机

1. 兴趣化

想办法在孩子做不感兴趣的事情时加入感兴趣的内容，或者先完成不感兴趣的事情，就可以做自己感兴趣的事情。

比如，孩子不喜欢做作业，却喜欢听音乐，如果观察评估孩子听音乐做作业效果好，就可以让孩子一边听音乐一边做作业，从而提升做作业的兴趣；孩子不喜欢背课文，却喜欢竞技比赛，父母可以和孩子一起比赛背课文；孩子不喜欢阅读，却喜欢画画，父母可以和孩子轮流读一段，

让孩子根据阅读内容画画。

再如，孩子做完了作业，可以玩 20 分钟乐高；按时洗漱上床，可以享受妈妈的按摩或者听自己喜欢的故事。

2. 及时奖励机制

如前文所述，由于 ADHD 孩子的时间概念中只有"现在"和"不是现在"，并且做事往往取决于是否有即时的满足，所以可以将需要长时间完成的大块任务，拆分为"现在"比较容易完成的若干小块任务，并且给予及时的奖励。

比如，前面讲的关于作业的例子。今天是周一，有一门耗时 3 小时的作业这周五上午要交。那么，父母可以帮助孩子将这项作业拆分为三份一小时的作业。周二做一小时，周三做一小时，周四做一小时，并且每次做完都能立即得到奖励。

奖励可以是口头表扬，也可以建立积分奖励机制。积分奖励机制，即孩子做得好或者达成目标，就可以计分，达到不同积分有不同奖励。奖励可以是孩子喜欢的东西或喜欢做的事情，比如到邻居小朋友家玩半小时、玩游戏、看电影、买冰激凌等。当然，不同年龄段孩子的奖品不同，不过积分奖励原则是一样的。

帮助 ADHD 孩子做事不磨蹭，训练他们各方面的执行功能，是一个长期的过程。不同年龄的孩子也会有不同挑战。这样的训练本身就是父母和孩子在生活互动中的一种常态。

对于父母来讲，理解并接纳 ADHD 孩子的特点和挑战，并享受美好的家庭关系，永远是有效训练孩子执行功能的关键。

训练要点

◆ 观察并找出孩子在时间管理上比较有挑战的细节。

◆ 和孩子讨论ADHD如何影响他的时间管理，以及相应应对措施。

实操工具

💡 我的待办事项清单

事项	计划开始时间	计划完成时间	实际开始时间	实际完成时间	如何改进

注：①让孩子把要做的事情列一个计划清单，包括对时间的预估。比如刷牙、做作业、收拾房间等。如果想要变得有趣，父母可以和孩子一起做，看看谁的预估时间更为准确。

②根据表格的记录，父母和孩子一起讨论，了解孩子的行为模式以及如何发展相应的技巧来改进。

信不信，上课玩玩具可以更专注

孩子上课走神，小动作不断；写作业事儿多，还闹情绪……

遇到分心或者好动的孩子，父母和老师都使足了劲儿，期待他们能够——

- 在学校，规规矩矩地坐在座位上，目不转睛地盯着黑板或老师；

- 在家，在书桌前坐好，埋头写作业；

- 除非下课或者中途休息，否则任何一些小动作，诸如屁股扭来扭去、跺脚、手里玩小玩具、戴耳机听音乐等都是不允许的，因为这些动作被认为会严重干扰孩子的专注力。

如果正在读本书的家长还存在上述观念，特别鼓励你继续往下看！

越来越多的研究显示，对于 ADHD 孩子，选择一些适宜的小动作，恰恰能够帮助这些孩子更加专注，集中注意力学习！

➡ "一心二用"竟然可以提升专注度？！

ADHD 孩子常常被误会，以为他们真的缺乏注意力。其实真相是，许多 ADHD 孩子对自己感兴趣的事情非常专注，以至于难以从他们专注的事情上挪开。简单说来，ADHD 孩子注意力的自我调节不能像非 ADHD 人群那样随心所欲。

从神经科学的角度来解释，ADHD 孩子的分心与大脑前额叶神经递质，主要是多巴胺和去甲肾上腺素的制造和释放不足有关。当 ADHD 孩子对有兴趣的事情，或者在能够频繁带来奖励和满足感的事情（比如游戏、电视节目等）上保持专注时，他们大脑会制造和释放大量多巴胺和去甲肾上腺素。

ADHD 孩子在不感兴趣的数学课上敲笔、涂鸦，或者在家写作业摇晃椅子，这些被老师和家长批评的小动作，恰恰可能会帮助他们缓解焦虑，解决分心问题。因为这些小运动可以帮助制造和释放多巴胺和去甲肾上腺素等有助于专注的神经递质。连孩子自己都不知道，这其实也是一种身体的自我调节机制。

在多年专注于 ADHD 孩子教育的普渡大学教授悉尼·仁托（Sydney Zentall）博士看来，ADHD 孩子的诸如坐立不安、话多和打扰他人等许多行为，并不是无目的的一些随意活动。恰恰相反，这些行为是 ADHD 孩子的一种生理调节机制，即通过寻找兴奋刺激点，来满足他们情绪、感觉、认知和社交的需要。当然，这些寻求兴奋刺激点的行为，可能并不都是合宜的。比如上课与同学说话和打闹等。

如果老师和父母真正了解 ADHD 孩子这些小动作背后的原因，并认识到他们是天生的"干预专家"——即擅长用行为干预（包括不适宜的行为）来克服自己的分心问题，那么老师和家长解决这些问题的出发点就不一样了。他们会更有怜悯心，愿意去理解孩子的这些小动作，并积极帮助他们寻求更合宜的方式。

如果老师或者父母将这些小动作看成调皮捣蛋，可能往往会倾向于用惩罚的方式来纠正这些"动手动脚"的行为。

哪些小动作或者工具可以提升专注力？

在英文中用 fidget 来表示上面描述的小动作。fidget 的中文直译是：坐立不安、烦躁或拨弄东西。根据悉尼·仁托博士的解释，fidget 就是描述一个人做的一些小动作，这些动作和要完成的主要任务本身是无关的，但是可以有助于主要任务的完成。比如，有些人需要不停走动来帮助自己思考，写作时需要放背景音乐。下文用"小动作"来指代 fidget。

小动作包括玩弄一些玩具，即一些可以解决分心、焦虑的玩具。最近几年，这一类工具开始流行，比如风行的指尖陀螺就是其中一种。当然，这种指尖陀螺并不被学校和家长作为提升专注的工具而接受。一是因为影响课堂纪律，二是玩弄这个仿佛并不能帮助孩子更好地同时专注做其他重要事情。

对于非 ADHD 人群，这种"一心二用"的小动作会妨碍他们专心做事。然而，对于 ADHD 人群来说，由于脑部运行机制不同，他们中许多人特别擅长同时做多项活动，即一心二用甚至一心三用。所以，适宜的小动作反而能让他们更专注。

我如何知道孩子需要小动作？

你可以观察，孩子分心走神的时候在做什么？

- 咬指甲；
- 玩弄笔；
- 东张西望；

- 在桌上敲打手指，跺脚；

- 在座位上扭来扭去；

- 打扰其他小朋友；

  ……

如果孩子出现上述行为，可能表明他们需要一些合宜的小动作来调节或者激活当下的身体状态，从而制造和释放大量多巴胺和去甲肾上腺素来提升注意力。

➡ 哪些适宜的小动作能够帮助 ADHD 孩子？

在学校课堂上

1. 适当活动

- 让孩子跑跑腿，为老师到办公室拿东西，帮助老师分发东西等；

- 允许孩子可以站着上课，或者身体可以适当挪动（需要考虑到不影响他人并且保护孩子的自尊心等因素）；

- 用类似橡皮筋这样有弹力的绷带套在椅子腿上，让孩子可以任意用脚踢而不影响他人；

- 设计互动活动，让孩子能够加入讨论或者在与同学的互动中学习；

- 考虑到不让孩子特殊化，尤其在幼儿园或小学低年级，整体课堂教学设计可以配合一些肢体活动，这些适当运动，其实不仅仅对 ADHD 孩子有益，也会让所有孩子受益。

2. 让孩子手不闲着的小动作

适宜的小动作或小工具可以帮助 ADHD 孩子在听课、思考或者谈话的时候，能够更加专注。用一句话来说，就是不能让这些孩子的手闲着。

一个适宜的有助于专注的课堂小工具必须满足以下条件：

- 静音。孩子用的时候不能影响他人。

- 大小合适。最好一个巴掌能够操作。

- 不吸引眼球。玩的时候只用触摸，而不需要用眼睛来关注。

- 安全。

- 便宜。因为孩子可能常常玩丢，需要不停买新的。

- 经老师同意。

简而言之，孩子在课堂上选择使用这些工具的原则，是能够帮助他们专注听课，而且不能影响他人。

适宜的课堂小动作包括：

- 玩弄满足上述条件的小工具：笔（不能出声）、软球、串珠、小沙袋、橡皮等；

- 涂鸦；

- 玩弄衣服（衣服上有些特别的材质或装饰）；

- 用手指卷头发；

- 嚼口香糖，让嘴不闲着，对一些孩子也是有效的，比如在课堂考试和写作业的时候。

在家

1. 适当活动

- 让孩子边走动边思考、背诵、构思要写的文章，或者讨论要做的作业等；

- 提供可以站着写作业的地方；

- 让孩子暂停做作业或将孩子做作业的时间分成几个时段，多一些中间休息的时间。休息时间可以玩扔接球和肢体运动等小游戏。

2. 让孩子的手不闲着

前面提到在学校可以用的小动作和小工具，在家都适用。不过如果要写书面作业，手上就很难同时做某些小动作了。

3. 其他一些适合在家做的小动作

根据孩子的特点，除了肢体动起来外，利用在家的优势，还可以寻求视觉、听觉等方面的尝试。

- 做作业时嚼口香糖或硬糖等；

- 提供各种颜色和种类的笔，让孩子一边阅读或做题时，一边可以涂涂画画阅读的字句段落；

- 根据孩子所参与的活动，以及爱好的不同，选择放不同的背景音乐。如果孩子希望戴耳机（特别是大一些的孩子）听音乐来写作业，父母也需要保持开放的心态，和孩子一起来评估效果。只要对孩子有益，都是可行的。

ADHD 孩子，这个聪明又散漫的群体，由于他们脑部运行机制的不同，常常被非 ADHD 人群误解。每个孩子都不一样。如何发现孩子的特殊需要，并找到适合孩子的小动作和小工具，需要家长和老师多多交流和沟通，彼此配合。由于老师要面对很多学生，精力有限，所以家长要积极主动去寻找和尝试。

训练要点

◆观察孩子是否有这些小动作，并和孩子讨论 ADHD 如何影响他的学习生活，接纳自己并如何发展相应应对措施。

实操工具

💡 我的专注力工具箱

1. 找出具体的场景，父母和孩子一起头脑风暴，讨论并列出可能有助于专注力的方法／工具。注意，在课堂上，选择的工具必须是不影响他人的。

2. 对于列出的可能工具，可以用一周左右的时间来尝试，评估实施效果，并讨论、改进方案。评估效果可以按照 1—5 分来记分：效果很好为 5 分，不好为 1 分。

3. 经过尝试、改进和评估，最后选出一些可行的工具。

注：同样的场景，可能同时需要几个工具，比如在做数学作业时，"做 20 分钟休息 5 分钟"与"嚼口香糖"可以同时进行。当然，这些工具的可行度都不是固定的，需要根据时间和环境等因素改变随时进行调整。

地点	具体场景	方法／工具	实施效果 (1—5)	改进	评估
学校	语文课	涂鸦	1		不可行 x
		积极举手回答问题	4	妈妈和老师沟通一下，尽量多给回答问题的机会	可行 √
		记笔记	3	用思维导图等图画的形式来记笔记	可行 √
	自习课	和同桌做一样的作业	4	不懂可以问同学或老师	可行 √
		喝水	3		可行 √
在家	做数学作业	做 20 分钟休息 5 分钟	4	5 分钟休息时间可以喝水、吃点心和上洗手间，不可以碰手机	可行 √
		嚼口香糖	4		可行 √

ADHD 孩子能否走出社交困境，成为"奇迹男孩"？

奥吉出生时因为患有罕见的病症而导致面部畸形。虽然做了多次面部整容手术，但他的面部依然扭曲。五年级之前奥吉一直接受在家教育，后来父母决定让奥吉进入一所主流学校读书。他忐忑不安地进入新学校，想成为一个普通小孩。但是，现实是残酷的，奥吉很快成为同学嘲笑、排斥和欺凌的对象。

这是几年前大受欢迎的美国暖心电影《奇迹男孩》（*Wonder*）所讲述的故事。奥吉是幸运的，他从没有朋友，到被一个叫杰克的小朋友接纳，最后得到全校同学的掌声和认可。得到朋友的认可，能够在同伴交往中被接纳，相信这是所有孩子在学校和社会交往中最基本和最渴求的期望。

但是，在实际生活中，很多孩子并没有这么幸运。他们在学校被排挤，在社会交往中被边缘化和孤立。

不少 ADHD 孩子就属于这样的边缘群体。因为 ADHD 孩子冲动、好动、注意力不足，由于情绪管理和工作记忆等执行功能不足带来种种挑战，他们中的许多人在社会交往中常常碰壁。《奇迹男孩》中的奥吉因为面部畸形成为同学排斥和欺凌的对象，这样的不公正对待是显而易见的。但是，对于 ADHD 孩子来讲，他们与非 ADHD 人群的不一样却是肉眼看不见的。不少 ADHD 孩子在社交中碰壁，不仅老师和父母很多时候不理解，他们也常常对自己失望，不知为什么别人会"莫名其妙"不和自己玩了。

对于 ADHD 孩子，人们往往被这个称谓所"迷惑"，容易将关注点放在如何让他们不多动和专注以便能好好学习上。其实，ADHD 症状同样会影响他们的人际交往。社交方面的碰壁往往是孩子最在意和备感难受的，并且会对他们的身心健康潜移默化地造成负面影响。

对于这些 ADHD 孩子，到底是什么阻碍了他们社会交往能力的发展，让他们没办法和同龄人一样成长？如何帮助他们，才能让这些 ADHD 孩子走出困境，创造奇迹呢？

● 为什么 ADHD 孩子常常处在社交困境中

如前文所述，ADHD 孩子比同龄的非 ADHD 孩子在神经发育方面要滞后 2~3 年，主要集中在脑部前额叶负责执行功能的这个区域。执行功能不足，通俗地讲就是做事不理性，考虑事情片面、不周全。

当然，每个人各方面的发育也不都是均衡的。ADHD 孩子同样如此，比如有的 ADHD 孩子可能在绘画和数学方面有天赋，领悟能力超强，但是在阅读和语言方面又滞后于同龄人。人们往往容易想当然地认为，这孩子为什么在做数学题、搭乐高时那么有才、那么随和，却在听从简单指令或和小朋友一起玩时就那么费劲？！这肯定是态度问题……如果人们想当然，以他们在长处中的表现作为标准来要求他们在短处上的表现，势必会误解他们。

长期致力于帮助 ADHD、学习障碍儿童和青少年的拉里·西尔弗（Larry Silver）博士指出，对于 ADHD 人群，他们在社交方面的碰壁和他们的神经发育有关，特别是与大脑如何接受和处理视觉和听觉社交线索这一能力有关。

由于 ADHD 孩子的脑部神经发育滞后，不少 ADHD 儿童、青少年和成人，常常不能很好地读懂或理解他人的言谈举止中包含的社交线索或信号；同时，他们也难以察觉自己的肢体语言或语气、声调与想表达的意思不相符，从而让他人产生误会。

小明上课不停地玩笔，还时不时弄出响声。老师很生气："小明，你再玩笔，就请出去！"小明一愣，拿着笔走出了教室。

小红看到几个小伙伴在玩过家家，想要一起玩。于是，她急匆匆走过去，抓住一个小朋友正拿着的小娃娃，大声说："我要玩这个！"这个小朋友很生气地说："你抢我玩具！"

人与人之间的社会交往远远不只通过言语一种形式，更涉及面部表情、肢体语言、眼神、语气语调等，这些构成了非言语交流。研究表明，非言语交流在社会交往中发挥的作用往往大于单纯的口头语言交流。

在前面的案例中，小明的确听到了老师说的话，但是因为他没有综合理解老师的面部表情、语气语调，所以，即便他听清了老师讲的字句，却没有听懂这些字句里包含的真正含义；小红看到其他小伙伴在玩游戏，也清楚表达了她的愿望，但是她看不到，或者说意识不到自己的行为和言语，也不明白小朋友的面部表情和游戏规则。

目前的许多研究显示，非言语交流是一门充分发展的"语言"，更确切来讲，是一门综合艺术。这和口头语言交流，以及视觉、听觉直接传达信息的交流，在脑部是受控于不同区域的。

非言语交流往往不是教会的，而是通过对他人的观察、互动和反馈来学习的。比如，老师会教你"是"这个字怎么写、怎么念，以及是什么意思；但是不会教你，当别人用很惊讶或者不屑一顾的面部表情来说"是"的时候，其实很可能在表达"不是"。

不少ADHD孩子因为不能很好地领会社交线索或信号，所以在人际交往中处处碰壁，很容易被同龄孩子孤立和排挤。由于缺乏自我认识，再加上如果没有父母和老师等成年人的帮助（有时周围的成年人可能不仅不给予帮助，反而因为缺乏认识而打压孩子），非常容易导致孩子要么自我封闭，发展成焦虑、抑郁等心理问题，要么出现叛逆行为，发展成对立违抗、反社会等行为问题。

➲ 如何帮助 ADHD 孩子走出社交困境

要从根本上帮助孩子走出社交困境，还是需要回到全面、系统治疗ADHD的方案上。

父母常常挂在嘴边的"注意礼貌""不要插嘴""不要随便发脾气"等教导，并不能提高孩子的社交能力。下面针对人际交往，介绍一些基本原则和行为训练技巧。

帮助孩子建立正确的自我认知

拉里·西尔弗博士提出了一条非常重要的建议，就是帮助ADHD孩子意识到并敏感于他的社交问题。这也是在帮助孩子的社交团体治疗和支持小组中常常会做的第一步。我很认可这一点，因为"知己知彼，百战百胜"。

不少ADHD孩子因为缺乏对自己在社交方面有困难这一基本的认识，在社交中遇到困难时，第一反应就是怪罪他人——都是别人的问题。

帮助孩子正确认识ADHD带来的挑战非常重要。孩子需要知道在他的身体里发生了什么，为什么有些时候和别人不一样。如果父母能够正向去理解ADHD的特质和挑战，相信这不仅不会给孩子贴标签，反而让他更能真正认识和接纳自己。

社交上存在困难只是技能上的挑战，并不意味着否定自身价值，每个人都拥有优势和挑战。

帮助孩子发展社交技能

做到了"知己"，下一步就是"知彼"，即如何了解他人、如何与他人互动。孩子可以参加一些专门的支持小组接受社交技能训练，或者学校组织相关课程，以及老师在处理同学纠纷中示范和教导。当然，更多的还是需要父母在家随时训练，尤其是在孩子年幼时。

观察孩子在社交方面主要缺乏哪些技能。比如，对于不少ADHD孩子来说，比较常见的有，不能自然地进行目光接触、莽撞地打断他人说话，没有耐心排队等。观察孩子在哪些场景容易陷入社交困境，在什么场合会被同伴孤立或欺凌。

即使同样是ADHD孩子，他们的个性特点差异也很大。需要父母细心观察，和孩子建立良好的沟通，以便了解和意识到孩子常遇见的社交困境以及缺失的技能。

训练技能的方法很多，包括日常生活中的提醒，亲子阅读时对故事中社交场景技能的讨论，对电影和周围发生的事情有针对性的讨论以及父母的示范等。

建议多用角色扮演的方式，即通过模拟孩子常面临的社交困境场景，来训练孩子的社交技能。

临床心理学家卡罗尔·布雷迪（Carol Brady）博士提出"角色扮演"的具体步骤

- 分析并确定问题所在。

  出现社交困境，可能是孩子本身社交技能缺失的问题，也可能是对方的过失。

- 认识到自身的情绪反应和了解对方的情绪表情。

  比如，认识到被人孤立而感到难受和愤怒很正常，意识到难受时身体会有什么反应，了解对方的表情意味着什么，明白因为难受和愤怒而去攻击对方可能带来的后果。

- 讨论其他可能的应对或者反应方式。

  比如，被同学骂了，除了动手打对方外，还有什么其他选择。

- 模拟当时的场景，尝试用讨论过的合适方式来演绎。

- 鼓励孩子在实际生活中运用新的应对方式，并为取得的哪怕一点点进步而庆祝。

面对欺凌的实用策略

即使学校很重视关于欺凌的各种预防和教育，但可能刚上完关于欺凌的课，课间马上就会有欺凌行为发生。很多欺凌是私下的，隐蔽的。被欺凌，不需要任何原因。

当面对欺凌，忽略、躲避、反击或者告诉老师和家长，是常见的应对方法。但是，这些方法在现实中往往难以奏效。

比如，使用忽略或者躲避策略时，孩子不仅心理无法释怀，还得担心下一次怎么办。并且如果被同伴取笑个头不高、说话结巴等，好像也是事实，会让孩子认为自己就是低人一等。不可否认，我们就是处于这样被各种排名比较的社会环境里，如果不好好解开心结，被欺凌的人在变换环境后很容易成为欺凌他人的人。

如果反击，有可能势单力薄，也可能防卫过当，还可能自己成为以恶制恶的恶人。

如果告诉老师，此次风波暂时止息，但是下一次的欺凌可能变得更隐蔽。因为不是所有欺凌老师都看得到，对于心理欺凌和孤立，老师更不易察觉。

美国 ADHD 专家、心理学家文森特·莫纳斯特拉（Vincent Monastra）博士，总结了应对欺凌的四个实操步骤，是比较好的实用策略。

在实施这四个步骤之前，需要认识到：欺凌现象是一个普遍事实，儿童、青少年和成人世界里都有。

联合国教科文组织 2020 年发布的一份报告显示，世界上超三成学生都曾是欺凌行为的受害者，他们承受了学习成绩下降、辍学和身心健康受损等破坏性后果。2020 年 11 月 5 日是全球首个"反对校园暴力和欺凌包括网络欺凌国际日"。

> **应对欺凌的四个步骤**
>
> 步骤一：我需要承认，意识到欺凌者所说的可能是事实。比如，不少 ADHD 孩子有过敏性鼻炎，常年流鼻涕会被人嘲笑；说话又多又快且控制不住；有时候说话的确不合宜等。
>
> 步骤二：我需要意识到，欺凌者嘲笑的点，虽然部分可能是事实，但并不能让自己低人一等，没有人是完美的。
>
> 步骤三：我承认自己有以牙还牙的冲动，但这是不对的，只会让事态更加严重。
>
> 步骤四：我可以用有力量、不带讥讽和恶意的语气来回应："虽然我并不害怕你，也不生气，但是我不想陪你玩这种嘲弄欺凌人的游戏了。游戏结束了。"

提供机会，让孩子多多练习

父母可以和孩子一起梳理一些场景，包括自己经历的或者听到、看到的欺凌事件，来练习角色扮演。

1. 邀请适龄同伴来家里玩

如果父母希望多给孩子一些比较积极的社交体验，邀请孩子的同伴来自己家玩是一个不错的选择。许多 ADHD 孩子不太擅长同时和好几个朋友一起玩。父母可以提前和孩子讨论请什么样的朋友、玩什么内容、作为主人待客需要注意什么等。请一两个伙伴就好，玩孩子喜欢和擅长的主题。给孩子和他的同伴一些自主空间，同时父母可以在需要的时候给予一些帮助。

2. 帮助孩子寻找并选择合适的朋友

ADHD 孩子在社交技能的发展上比同龄孩子滞后，在同龄的孩子中常常显得不太成熟。所以如果找比孩子年龄小一些的伙伴，可能是不错的选择。而且，小一些的伙伴一般对大哥哥、大姐姐比较尊重，ADHD 孩子和他们相处会更舒服一些。

另外，如果发现孩子的某个小伙伴待人接物不错，两人相处也挺好，可以多寻找机会让他们在一起玩或者一起做作业。朋友不在乎多少，很多时候有一个好朋友，对陷入困境的 ADHD 孩子来说就是一件莫大的幸事。

3. 寻求老师的支持，创造支持性环境

学校生活占据了孩子社交生活的一大部分。如果能在学校环境中练习社交技能，势必事半功倍。

- 在需要小组讨论或自由组合的活动中，老师需要指定比较随和、有爱心的同学与 ADHD 孩子结伴。没有老师的主导，一些 ADHD 孩子因为缺乏社交技能，容易被同学孤立。

- 学校可以开展一些社交技能方面的教育主题活动，这不仅可以让 ADHD 孩子获益，也可以让非 ADHD 孩子受益。

- 老师可以多给 ADHD 孩子安排一些跑腿或当助手的事。得到老师关注的孩子，即使是帮老师跑腿，一般也比较容易获得其他同学的好感。对于家长来说，要寻求老师的支持，就必须和老师建立良好的沟通。

一方面家长需要体谅老师的辛苦，另一方面要让老师知道孩子行为背后的原因，以及家长在家里付出的各种努力。

4. 制订社交技能练习表，以积分奖励形式来鼓励孩子练习

训练适宜的社交技能不容易，尤其对 ADHD 的孩子来说。设立适当的积分奖励制度可以激发他们练习的积极性。比如，这个月需要训练孩子对话时进行眼神交流，每当孩子意识到并练习时，就给一个积分。孩子用眼神交流的行为越多，积分就越多；然后孩子可以根据积分制度的规则兑换自己喜欢的奖品。

5. 扩大孩子的社交圈

扩大孩子的社交圈，帮助孩子获得多方面积极正向的社交体验。即使在学校受挫，孩子还有另一片蓝天。不过，无论是平时的各类课外兴趣班，还是各种寒暑假训练营，考虑到孩子在社交方面的困难，父母需要有智慧地去选择。

每个孩子都是独一无二的。即使是 ADHD 孩子，他们个性特点的差异也非常大。帮助孩子走出社交困境，并不是让他们成为社交达人；而是帮助他们走出因社交困境带来自我认知误区，建立健康的自我形象，从而能够真正发挥他们的优势和潜力。

训练要点

◆ 观察孩子是否有社交方面的困扰，并和孩子讨论 ADHD 如何影响他的人际交往，接纳自己并如何发展相应应对措施。

实操工具

💡 游戏结束了！

和孩子一起梳理一些场景，包括孩子经历过的或者听到、看到别人经历的欺凌事件，按照第297页"应对欺凌的四个步骤"来讨论并进行角色扮演。

💡 分清事实与感受

ADHD孩子的情绪过度敏感会妨碍他们对事实的客观判断，从而影响他们的人际交往。抓住机会，针对孩子社交上具体的困扰事件，按照如下四个方面去复盘，去引导孩子思考和分析，并做出智慧的选择。

1. 发生了什么事？简单、具体地描述发生的事件。

2. 说出自己的感受。用描述情绪的词语来表达自己的感受；对于一件事可以有多种情绪。

3. 帮助孩子从多个角度分析、梳理该事件。引导孩子发现，自己描述的事件可能是自己头脑里的故事和想象，带有以往的体验和主观、片面的判断，可能并不是真相。

4. 我需要做什么？如果类似的事件发生，需要按照原则做智慧选择，而不是根据他人的（或自认为是他人的）情绪和行为来做出冲动的决定和行为。

分清事实与感受

我感到：描述情绪的词语	感受 | 事实	发生了什么事情：简单具体
我的故事：带有过往经历和判断，可能并不是真相	故事 | 需要	我需要：做智慧选择

ADHD 孩子的谎言，你能分清吗？

孩子早上不刷牙洗脸，临出门敷衍妈妈说都做了；

孩子想玩游戏，父母问有没有完成作业，说全部做完了，可是第二天老师发微信给父母说孩子没有做作业；

孩子在学校和同学发生冲突，回家告诉父母说是对方的错误，可是学校老师和其他小朋友都认为是孩子的问题；

孩子拿了妈妈的钱买零食，却一口否认，直到被妈妈找到证据；

孩子事先说好了要洗碗，到洗碗时却说有一个紧急重要的作业要做；

孩子不愿意上学，说肚子疼；

……

关于孩子撒谎的问题，许多父母多少都会遇到。教导孩子要诚实，并鼓励孩子的诚实行为，永远是父母应该尽力去做的。不过在教导孩子诚实的同时，认真了解和分析撒谎背后的原因也是必须的。针对撒谎，父母一般都会自然而然地认为是社会、道德或心理方面的原因，包括逃避责任、贪图享乐、自我为中心等。

在帮助 ADHD 孩子的过程中，我发现很多时候他们的说谎行为与不能很好地控制自己的 ADHD 症状有关。所以，ADHD 孩子的父母一方面需要管教孩子不诚实的行为，让他们为此承担相应的后果，另一方面，也

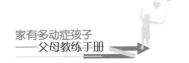
需要帮助他们控制与 ADHD 有关的症状，从而避免失控而引发的不由自主的撒谎。

⊃ 关于谎言，ADHD 孩子面临什么样的挑战

ADHD 孩子表现出的症状往往不仅是注意力缺乏或者多动、冲动，而是综合的执行功能不足的问题。

执行功能包括反应抑制力，即先思考再行动的能力。反应抑制力不足带来的冲动，容易让这些孩子做事冲动而不计后果，或者脱口而出承诺一些做不到的事情。比如，孩子因为想要玩最新出的朋友们都在谈论的游戏，告诉父母"今天没有作业"。此时，孩子只顾现在痛快，而不考虑"明天交作业怎么办"的后果。

另外，许多 ADHD 孩子比较局限于"现在"，对"将来"的概念模糊；加上做事的动机往往围绕"是否有即时的满足"，即延迟满足能力弱，这些都会使他们容易冲动行事而不考虑后果。即考虑用撒谎满足目前暂时的愉悦，不管以后会发生什么事情。

工作记忆不足，不仅让一些 ADHD 孩子容易忘事，而且不容易从以前的经验中吸取教训。父母常抱怨 ADHD 孩子不长记性，就是这个原因。问题行为重复发生，撒谎行为反复出现。孩子忘记刷牙洗脸、整理房间，或者承诺了要办的事情却忘记等，又不想让他人对自己失望或被小看，于是用撒谎来掩盖，直到谎言被拆穿或者承担了后果。但是，孩子却仿佛并没有吸取教训，很快这些行为模式再次出现。

持续专注力、任务启动和时间管理等执行功能的不足，让 ADHD 孩

子在顺利完成各项作业上有非常大的挑战。作业拖延无法开始，做作业过程难以保持持续专注，这让孩子非常沮丧，又不知道怎么办。另外，如果孩子有学习障碍，更会加剧做作业的难度。面对父母和老师的压力，他们要么找各种理由来逃避这些困难，要么情绪大爆发，非常抵触做作业。

自我认知能力的不足，使一些 ADHD 孩子难以客观地看待自己，容易盲目乐观或悲观，难以从观察他人的言行来评估和改进自己。换句话讲，他们很多时候可能说的是实话，但是因为不能全面地看待事物，会出现一些偏差；在他人看来，可能就会认为他们撒谎。比如，孩子在学校和同学发生冲突，孩子很委屈地认为都是对方的错，老师偏袒同学。但老师给家长的反馈却是，孩子因为被同学不小心碰到而动手攻击对方，其他同学也觉得孩子反应过激，不讲道理。于是，父母认为孩子撒谎，孩子更受伤，认为所有人都跟他作对。

对于没有被诊断和治疗的 ADHD 孩子，特别是到了青少年时期，他们的不少谎言也和寻找安全感和认同感有关。因为长时间被误解，导致他们形成了许多对自我的负面看法，即被认为是不聪明、不好的孩子。为了得到同伴的认同，他们中不少孩子会不自觉地去做一些事情，讨好或迎合一些"主流"的东西，让自己受欢迎。比如，编造理由拿家里的钱去买些东西让自己看起来更酷，谎称认识某个著名人物，或者冲动地尝试抽烟和喝酒让自己被同伴接纳。

● 如何训练 ADHD 孩子的诚实行为

当孩子经常性撒谎，父母首先需要观察、分析和了解孩子为什么会撒谎，一些撒谎模式是否反复出现。

孩子被诊断为ADHD，并且其撒谎问题如果总是围绕着学习或者同伴关系，那么，父母需要考虑针对ADHD进行治疗。比如，经过有效的药物治疗，不少孩子的确在注意力和冲动及情绪控制上有明显的改善。从而在学业方面进步很大，这方面的撒谎行为自然大大减少。

对于不愿意服用药物，或者没有找到合适药物的孩子，父母需要充分意识到孩子在执行功能方面的挑战，积极对孩子进行相应的行为训练。

必须承认，要分清哪些谎言是由ADHD的生理症状所引起，哪些谎言是孩子为了逃避责任或者贪图享乐而说的，这很难做到。所以，父母在理解ADHD对孩子带来的挑战，并积极治疗的同时，还需要根据孩子实际情况，采取有效措施来鼓励孩子的诚实行为。

1. 父母对ADHD有正确认知，并且帮助孩子了解执行功能不足给他们带来的挑战

孩子了解自己是谁，知道许多在学习和生活方面的困惑是执行功能不足造成的，再加上父母的理解和接纳，能够增强他们的安全感，使他们更加愿意配合相应的治疗和训练。

2. 和孩子谈论谎言的危害

无论什么原因，谎言毕竟是谎言。谎言会破坏人与人之间的信任和关系。根据孩子的年龄，采取灵活多样并且孩子容易接受的形式，比如读绘本、多聊聊周围发生的事件和新闻、直接讨论发生在家庭成员身上的故事等方式，来传递诚实的信息是非常重要的。

3. 发现孩子有撒谎行为时保持安静

发现孩子有撒谎行为时保持安静非常重要。父母的生气和抓狂只会让孩子关注到父母的激烈情绪而不是自己的错误行为，孩子往往容易惧怕而编造更多谎言或者使亲子关系更加紧张。相反，如果父母保持安静，愿意倾听并给予孩子理解和尊重，孩子就比较容易放下防卫并承认错误。

另外，考虑到孩子的冲动性等特点，可以给孩子第二次机会，即改过的机会，鼓励他们主动承认错误。比如，妈妈发现孩子拿了钱包的钱买零食，可以在晚餐时提出发现钱少了，并且表明，如果有人主动承认，自己会原谅拿钱的人。

4. 让孩子参与制订对诚实或撒谎行为的奖惩

可以考虑制订家规，让诚实品格成为整个家庭崇尚的价值观，而不是只针对孩子，这种全家总动员的形式也许更能帮助孩子。让孩子参与制订关于诚实品格的家规。鼓励家庭成员发现每个成员的诚实行为，并进行奖励，包括口头或者物质奖励（大人和孩子的奖励可以不一样）。当然，对撒谎行为也制订相应处理方法。不过，对于 ADHD 孩子，多用正面激励，特别是在孩子的谎言更多与学业和人际关系有关的情况下。

5. 教给孩子一些技巧

如上所述，ADHD 孩子撒谎常常与执行功能不足有关。那么，训练相关执行功能就非常有必要。比如，克服脱口而出的冲动行为，可以训练孩子回应他人时如何慢一拍说话，包括数三个数，给自己一点思考时间等；克服常常忘事，可以训练孩子将需要或承诺要做的事情用不同颜色的记事贴做标记，贴在醒目的位置等；用角色扮演来模拟和同学发生冲突的场景，训练如何正确应对，体验不同的角色对事情看法的差异。

6. 父母的榜样和示范

在日常生活和工作中，父母也会面临撒谎的挑战。如何才能不撒谎？如果撒谎了，是否勇敢认错？父母可以多和孩子聊聊自己的经历和体会，以及如何应对。让孩子了解人都不完美，但每一个人都有进步的空间。

训练要点

◆ 观察孩子是否有撒谎方面的困扰，并和孩子讨论 ADHD 如何影响他的为人处事，接纳自己并如何发展相应应对措施。

实操工具

💡 智慧选择练习

诱发场景	想法		情绪		行为		正向结果 （1—10）		负向结果 （-10—-1）	
	当时	可选择的	当时	可选择的	当时	可选择的	当时	可选择的	当时	可选择的

注：① 该表格用于父母和孩子就孩子的撒谎行为进行事后复盘练习。记下诱发场景是什么，说了什么话，事件发生时的想法、情绪、行为和结果，讨论可能的改变，从而学习做出智慧的选择。

② 如果孩子愿意成长和改变，请坚持记录练习一段时间。

③ 为了便于思考与总结，可将"当时"与"可选择的"用两种不同颜色的笔来记录。

难以抵挡电子产品魅力的 ADHD 孩子

> 电子产品，更确切地讲是具有联网功能的电子产品，关于它们的是是非非从来都是热门话题。
>
> 作为婚姻家庭治疗师，特别是在帮助 ADHD 群体及其家庭的经历中，我深切感受到 ADHD 儿童和青少年是一群难以抵抗电子产品魅力的"弱势群体"。换句话来讲，ADHD 孩子相比非 ADHD 孩子，更容易过度使用电子产品。

● ADHD 孩子容易过度使用电子产品背后的原因

《美国酒精和药物滥用杂志》（*American Journal of Drug and Alcohol Abuse*）2018 年刊登了来自美国洛玛琳达大学的几位研究者关于电子游戏与 ADHD 人群的调查报告。该调查显示，有严重 ADHD 症状的人在玩电子游戏时，上瘾风险比非 ADHD 的人更高。

《网络心理学和行为》（*Cyberpsychology & Behavior*）杂志在 2009 年刊登了中国台湾研究人员对 8 所大学 2793 名大学生的调查。该调查指出 ADHD 的学生在网络（包括社交媒体和电子游戏等电子产品使用）上瘾方面的风险更高。

为什么 ADHD 人群容易过度使用电子产品？

生理层面

由于 ADHD 人群自身执行功能的不足，自我控制能力相对于同龄人要弱，这就很容易理解为什么该群体比非 ADHD 人群更容易过度使用电子产品，甚至上瘾。

电子产品的设计

ADHD 人群容易沉迷于电子游戏或者其他电子产品，还有一个很重要的原因，就是这类产品的设计理念和规则就像专门为 ADHD 人群"量身定做"的。

1. 电子游戏类产品提供清晰、及时的反馈

玩家在玩游戏的时候马上就知道自己做得对还是错。如果做对了，马上就有奖励，非常有成就感；如果做错了，也不像现实生活中那样会面临被当众羞辱的困境，而是可以"悄悄"地进行练习，直到成功。

2. 电子产品，特别是电子游戏，是多维度、多媒体的

电子游戏有动感画面，可以看；有音乐、音效，可以听；还能互动参与，可以动手。电子游戏可以说是全方位刺激大脑，针对以视觉、听觉或者操作为主要学习方式的学习者。

3. 使用电子产品，往往意味着可以在网络上多开几个窗口，或者同时做几件事情

这为人们提供了追逐、选择感兴趣事物的机会，可以刺激大脑，避免无聊。

社交层面

各类电子产品提供各种强大的社交功能，不同程度地满足了人们对关系的渴望——在互动关系中被认可、被爱、被接纳。无论是观察周围儿童和青少年使用电子产品的状况，还是查询一些调查数据，不得不承认

电子产品现承载着越来越多的社交功能这一事实。

不少 ADHD 儿童和青少年，由于在人际交往上的困难（难以结交朋友或者维持友谊），电子产品往往就更容易成为他们社交活动的主要平台。

情感需求

柯慧贞教授在关于帮助成瘾青少年的研究中提出，要考虑情感需求的重要性。青少年做事是由"四感"来驱使的，即愉悦感、归属感、成就感和意义感。

许多过度使用网络或者成瘾的青少年往往在平时的学校和家庭生活中找不到这"四感"，而网络游戏却能同时满足"四感"。

- 能够调动各方面的感官刺激，带给青少年满满的愉悦感；
- 能够找到现实中难以找到的团队，一起联机打游戏，满足战友情谊的归属感；
- 能够在游戏中通关晋级，时时看到成果反馈，带来可衡量的成就感；
- 能够在游戏中获得卓越成绩，被"战友们"称赞佩服，找到自己的价值体现，满足意义感。

许多 ADHD 孩子的父母以为是网络游戏让孩子不爱学习，其实，很多时候是因为孩子在日常生活中找不到能满足"四感"的活动，再加上网络游戏的设计和他们本身执行功能的不足，导致这些 ADHD 孩子很容易过度使用网络。

❍ 如何善用电子产品以及制订家庭电子产品使用规则

不可否认，电子产品现在已经，并且将来也会成为孩子生活的一个部分。电子产品本身是中性的，关键是如何合理使用。尤其对于 ADHD 儿童和青少年，父母的确需要重视电子产品的使用，进行引导、限制和监督。

作为父母，对孩子使用电子产品的引导和规范越早越好。在孩子刚刚开始对手机、电脑等电子产品感兴趣时（一般在 4—5 岁），就要强调使用电子产品的家庭规则。这个家庭规则不仅仅针对孩子，而是全家都要执行。不要等孩子到了五、六年级（开始逐步大量接触电子产品的年龄）才不得不采取措施。如果孩子被诊断为 ADHD，父母需要意识到孩子执行功能不足可能导致其过度使用电子产品的风险，同时也有必要让孩子知道自己在此方面的挑战，一起来合理规划并引导他们使用电子产品的内容和时间。同时，父母进行必要的监督。

关于电子产品使用时间的考虑

1. 从平衡生活原则来考虑

孩子的生活应该是丰富多彩的。在考虑使用电子产品时，孩子的生活需要保证：

- 身体健康的需要。户外活动、运动、足够的睡眠、有充足时间吃三餐等。
- 关系的需要。包括家庭关系的需要，比如，全家一起吃晚餐、家庭传统活动、全家外出旅游、亲子阅读聊天等；朋友等关系的需要，比如，现实生活中必要的社交生活，包括安排和朋友一起玩耍、踢球的时间。
- 学习和兴趣爱好的需要。做作业和阅读，参加课外兴趣班，练钢琴等。
- 和生命意义相关的活动。父母和孩子一起阅读一些启迪心灵的书籍，带孩子参加一些服务社区的活动等。

先让孩子生活中的上述时间得到保证，再考虑使用电子产品的时间。

当然，有的作业需要使用电子产品来完成，或者需要在网上查阅资料，这些属于学习的需要，不属于电子产品使用时间。

2. 从背后的情感需求来考虑

既然网络游戏和社交媒体满足了许多孩子的"四感"，如果要把孩子从网络中拉出来，就需要寻找其他可替代网络"四感"的活动。

表 17.1 寻找"四感"活动

活动类型	愉悦感（1—10）	归属感（1—10）	成就感（1—10）	意义感（1—10）

关于善用电子产品内容的考虑

1. 选择合适的社交类互动游戏

许多 ADHD 孩子由于冲动、自控力和自我认知不足，常常在社交方面有挑战，难以结交朋友或维持友谊。选择一些适合与朋友一起玩的互动电子游戏是不错的选择。不少 ADHD 孩子电子游戏玩得不错，这能增强他们的自信心和交友的成就感。

当然，特别鼓励父母和孩子一起玩。在玩的过程中，一方面了解孩子的生活，让亲子关系更密切，另一方面也可以见机行事，和孩子讨论如何将电子游戏中与朋友互动的经验，运用到实际生活中。因为 ADHD 孩子社交类游戏玩得好，并不能代表他们实际生活中的社交能力强。

2. 选择一些需要阅读文字的游戏来提升阅读能力

阅读是不少 ADHD 孩子的弱项（有些孩子同时有阅读障碍）。电子产品在设计上的优势，可以帮助 ADHD 孩子为了玩游戏而做到认真专注并且更容易地阅读文字，提高阅读能力。

3. 有效使用将录音变成文字的软件，以减轻书写困难

书写困难也是不少 ADHD 孩子面临的难处（有些孩子同时有书写障碍）。对于小学高年级以上的孩子，如果注意力不集中再加上书写困难（或者因书写困难影响注意力），势必影响学习效果和学习兴趣。在这种情况下，选择用电脑打字，或者使用将录音变成文字的软件，就可以很好地帮助孩子应对学习方面的压力。利用电子产品的优势，可以极大改善和改变这些孩子的学习和生活状况，提高自信心。

4. 选择一些合适的动作游戏，训练孩子的反应能力和手眼配合能力

动作游戏是最早出现和最常见的游戏类型之一，需要孩子根据周围环境变化，做出快速的反应动作。一些研究指出，根据年龄选择合适的动作游戏，可以提高他们的专注、手眼配合和快速反应能力。

5. 电子阅读

因为 ADHD 孩子在不感兴趣的事情上难以维持专注力，比如，一些 ADHD 孩子不喜欢阅读纸质的读本，不妨试试电子阅读或者多媒体阅读方式，可能会提高他们的阅读兴趣。

6. 选择合适的软件帮助孩子提升执行功能

如果孩子早上起床困难，选择一款适合他的电子闹钟。一些电子闹钟

的提醒方式很多样，比如，闹铃响了，你必须拼命摇晃、做数学题、拍照或扫码才能将其关闭。

如果想训练孩子自己记住课表、交作业时间，并学习规划时间，目前国内外都有不少课程表软件可供选择。特别对于小学高年级或初中以上的 ADHD 孩子，逐步培养自我管理能力很有必要。如果孩子对于使用纸质的计划本和记事贴等没有兴趣，可以鼓励他们选择一款软件来管理自己的学习生活。

如果孩子晚上睡觉困难，可根据需要下载一款睡眠软件。不同软件里有各种音乐和声音可供选择，还有深呼吸和肌肉放松等方法，帮助孩子入睡。

目前，各类管理生活和学习的软件非常多，父母和孩子（大一些的孩子）可以一起在网上搜一搜，讨论并且试一试。大一些的孩子慢慢学习借助这些软件来管理自己的生活，也是他们成长与独立自主的必经之路。

7. 让孩子玩身体可以动起来的游戏

比如一些体感游戏机，可以跳舞和运动等。这样可以游戏和运动两不误。

➲ 关于电子产品使用的限制和监督原则

对于 ADHD 孩子，无论年龄大小，其使用电子产品的内容和时间都需要受限制与监督。

关于设限

根据孩子的年龄，按照之前谈到的关于电子产品的特点和内容的原则，来筛选内容和确定使用时间的长短、频率。

制订"家庭电子产品使用规则"：包括清晰的时间规定和内容限制，对遵守规定的奖励和破坏规定的后果等。如果父母能够以身作则，这样的规定更容易实施！比如，全家晚餐时间和周日为"无电子产品"日，无论父母还是孩子都需要遵守。

实施限制使用电子产品的规定，多少会遇到孩子的讨价还价或者发脾气的情况，请坚定而温和地坚持下去。

对于电子产品使用已经失控的初高中孩子，如果亲子关系比较紧张，可能父母首先需要着眼于恢复和建立亲子关系。有了相对良好的关系，再一同制订规则。

关于监督

孩子最好在公共区域使用电子产品，比如客厅、餐厅或者公共书房。

对于大一些的孩子，父母可以使用一些软件和方法来屏蔽一些网站，避免孩子浏览一些不好的内容。

训练要点

◆ 观察孩子是否有过度使用电子产品的困扰，并和孩子讨论 ADHD 如何影响他的过度使用行为，如何接纳自己并发展相应应对措施。

实操工具

💡 我们家的"无电子产品"日

可以选择晚餐时间、周日或者特定时间为无电子产品时间，父母和孩子都需要遵守。

💡 寻找"四感"活动

按照前文寻找"四感"活动的表17.1，父母和孩子一起讨论如何安排更多"四感"活动，减少电子产品使用时间。

💡 手机 / 电子产品使用合同

日期：

签订人：甲方：＿＿＿＿＿＿＿＿（孩子）

乙方：＿＿＿＿＿＿＿＿（父母）

甲方同意做到：

相应地，乙方同意做到：

如果甲方没有遵守合同，下面的处理方式是双方都接受的结果：

签字：甲方　　　　　　乙方

日期：

注：①电子产品对于使用已经失控的初高中孩子，如果亲子关系比较紧张，父母可能首先需要着眼于恢复和建立亲子关系。有了相对良好的关系，再一同制订规则。

②使用电子产品需要有效的管理。可以根据孩子的年龄和家庭具体情况，对该行为合同进行调整。

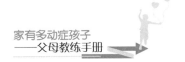

吃好动好可以让孩子更专注

> ADHD 和脑部神经发育有关。ADHD 药物的基本原理就是促进神经元制造、释放和重新加载神经递质，从而让信息在不同神经细胞之间像光一样飞快地有效传递。
>
> 吃好与运动好，则是促进脑部神经发育，保证神经递质能够高效完成任务的最基本和最天然的妙法。

➡ 如何吃好？

1. 一天从蛋白质开始

富含蛋白质的食物有：牛肉、猪肉、家禽、鱼类、鸡蛋、豆类、大豆和乳制品等。

美国普渡大学的劳拉·史蒂文斯（Laura Stevens）著有《帮助你的 ADHD 孩子的 12 种有效方法：非药物治疗注意缺陷障碍》（*12 Effective Ways to Help Your ADD/ADHD Child: Drug-Free Alternatives for Attention -Deficit Disorders*），其中谈到 "因为摄入蛋白质的时候，身体会产生唤醒大脑的神经递质，帮助你开始一天的生活，正如蛋白质在早餐中所发挥的作用"。

2. 一定要吃好的碳水化合物

碳水化合物对人体是非常重要的！

真正需要拒绝的是那些没有任何营养的单一碳水化合物，比如糖。过量的糖分摄入，不仅会带来体重上升及相应健康问题，还会伤害大脑功能。比如，影响大脑负责学习和记忆处理的区域。因为大量含糖食物会导致主管记忆的海马体的炎症水平上升，破坏学习和记忆能力。脑部炎症可导致认知能力下降和痴呆。

而且，糖容易使人上瘾，引发大脑奖励系统的过多激活。当我们越多地追求高糖食物带来的快感时，快感就会越快地消失，大脑的奖励系统就需要越来越多的糖才能被激活。长期下去，容易导致大脑对食物偏好和奖励反馈的永久变化。

所以，要选择复合碳水化合物，富含高纤维素的食物，比如，蔬菜、水果、全麦面包、糙米等。

3. 喝大量的水

在我们大脑的组成成分中，水占80%，因此我们每天都要喝大量的水。

使大脑脱水的东西（比如过量的酒精和咖啡因）会影响我们的认知和判断力。

4. 一定要吃健康的脂肪

我们大脑组织的60%都是脂肪。所以，脂肪不是不好，而是要将不健康的脂肪——反式脂肪、油炸脂肪等从我们的饮食中剔除。这些不好的脂肪常常和糖一起在美食中出现，比如冰激凌、糕点、油炸土豆条等，让我们对此欲罢不能。这类美食对大脑的损伤原理和高糖食物一样。

因此，我们要有智慧地选择健康脂肪。比如多吃含有 Ω-3 脂肪酸的食品，如三文鱼、鲑鱼、沙丁鱼、核桃、奇亚籽以及深绿色叶菜类。

5. 不要吃过敏食物

再好的健康食物，如果有过敏的情况，都需要避免。常见的容易引起过敏的食物首推牛奶和鸡蛋。我们可以找些替代的食物。

6. 必要时补充维生素和微量元素

一些研究表明，维生素 B、锌、铁和镁等对增加大脑多巴胺水平和镇静等有帮助。如果儿童和青少年饮食不均衡，可以考虑吃适当的膳食补充剂。

7. 均衡饮食

如果要用一句话总结如何吃才好，健康、均衡、多样化的饮食总是不错的选择。如何合理安排你的餐盘呢？哈洛韦尔博士建议：盘子的一半应该装满水果和蔬菜，四分之一是蛋白质，剩下的四分之一则是碳水化合物，最好是富含纤维素的全麦通心粉、全麦面包、糙米等。

➡ 如何才能运动好?

大量脑部神经研究表明，运动可以提高脑部神经递质的制造、释放和重新加载，尤其是多巴胺、去甲肾上腺素等对专注和情绪起重要作用的神经递质。经常运动是帮助提高注意力、抗焦虑和抑郁的纯天然药物。

1. 规律的有氧运动

比如慢跑、骑自行车、游泳、球类运动等。

一项日本的研究表明，每次慢跑 30 分钟，每周 2~3 次，坚持 12 周后，执行功能水平有所提高。

2. 做一些技巧性运动

做些稍微复杂的、有技术含量的运动，比如，攀岩、健身操、武术、花样滑冰、球类运动等，会增强脑部神经联结。

3. 可以和同伴一起玩的技巧性运动

比如篮球、网球、舞蹈等。

除了技巧，运动时还需要考虑同伴的步调，特别需要专注力和判断力，同时，在这个过程中，还能练习社交技能，一举两得。

训练要点

◆和孩子一起讨论饮食和运动对生活与学习的影响。

◆引导孩子智慧地选择健康饮食（学习认识食品成分标识）和适合自己的运动方式。

实操工具

💡 我的饮食和运动习惯打卡

挑战	周日	周一	周二	周三	周四	周五	周六
早餐							
午餐							
晚餐							
运动（时长）							

注：根据孩子的年龄来调整该表格，包括加入相应的奖励措施等。

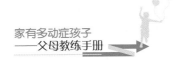

ADHD 孩子与睡眠挑战

人生三分之一的时间都在睡眠中度过！可并不是所有的人都能享受良好的睡眠，这其中包括不少孩子。从这些孩子出生开始，父母似乎就开始了为孩子的睡眠而战的艰难历程。

有不少 ADHD 孩子就在这些"折腾人"的孩子之列。首先，需要声明：

- 睡眠不佳的孩子并不都有 ADHD；
- ADHD 的孩子并不都有睡眠问题；
- ADHD 孩子中有各种睡眠问题的比例远远高于非 ADHD 人群。

➡ 许多研究反映了 ADHD 与睡眠问题的关联

2017 年，一份来自荷兰的研究 ADHD 和失眠症的报告指出，成年 ADHD 人群失眠的比例为 43%~80%。如果同时患有 ADHD 和失眠症，在治疗上两方面都需要重视。

2006 年，一份来自法国的研究 ADHD 孩子和睡眠的文章指出，ADHD 孩子相对于非 ADHD 孩子，出现白日嗜睡易困、晚上睡觉不踏实和呼吸暂停等症状的比例更高。

2004 年，一份来自以色列的关于睡眠障碍、白日嗜睡与 ADHD 的研究指出，50% 的 ADHD 孩子有睡眠障碍性呼吸的现象，非 ADHD 的孩子比例为 22%。

2010 年，一份来自中国台湾的关于睡眠和 ADHD 的研究，通过对 2463 名 6—15 岁孩子的调查指出，有睡眠问题的孩子会出现类似分心、多动、冲动和对立违抗等典型 ADHD 症状。

在瑞典，有一个研究团队从 2000 名 6—12 个月的孩子中找出有睡眠困难的 27 个孩子，同时也挑出 27 个没有睡眠障碍的孩子。他们对这些孩子进行了 5 年的跟进调查。5 年后发现，这些睡眠困难的孩子有四分之一在 6 岁以前被诊断为 ADHD，而没有睡眠困难的孩子没有一个被诊断为 ADHD。

> **这些孩子的睡眠可能是这样的：**
>
> - 孩子可能白日整天精力不济，可是一到晚上睡觉时间就变得很精神，思维开始活跃，坚决不睡觉。
> - 孩子整宿辗转反侧，无法进入深度睡眠，一有声音就会醒，即使已经起床，也总感觉困乏。
> - 孩子折腾半天睡不着，好不容易等他进入深度睡眠，又该起床了。于是出现起床气或者迷迷糊糊的半清醒状态。
> - 有些孩子甚至会出现突然倒下睡觉的状态。这样的孩子在被要求做一些不感兴趣的事情时，神经系统因没有兴趣点刺激而处于困倦状态，有时到了极端困倦状态就直接迅速进入睡眠状态，即不管时间场合突然倒头就睡。

长期挣扎在睡眠困境中的 ADHD 孩子饱受精力、注意力、学习状态、食欲、压力和情绪控制等方面的困扰，这同时也加重了他们 ADHD 的症状。面对困意和嗜睡，孩子和成人的行为反应不一样。困倦时，成人一般会比较懒散不愿动，而孩子除了懒散外，还可能表现为多动、烦躁、易怒、情绪化和攻击性。

➡ 为什么 ADHD 孩子出现睡眠障碍的比例比较高？

第一，在生理方面，虽然 ADHD 与睡眠障碍之间的关联还有待进一步研究，但是不少研究人员指出，两者在脑部功能上有关联性，即许多控制注意力、记忆力等的脑部功能，同时又控制睡眠。比如，影响专注、情绪控制等的脑部神经递质主要是多巴胺和去甲肾上腺素，另外还有血清素。而血清素同时也负责调节睡眠、心情，还有注意力、记忆力等学习功能。在这样交叉的脑部运行机制下，如果出现一种神经递质无法正常运作，自然会影响受该物质控制的多种功能。

第二，不少 ADHD 孩子的体内生物钟调节机制较弱，难以按照"日出而作，日落而息"的自然规律来起床和入睡。他们的身体难以分泌和维持正常水平的褪黑素（一种神经递质，调节生物钟的激素），即入睡前 1~3 小时，体内水平较低的褪黑素无法向身体传达"睡觉"的信号，从而难以保证他们正常入睡。

第三，治疗 ADHD 的中枢神经兴奋剂等药物，如果服用时间接近睡觉时间，有些孩子的睡眠可能受到影响。不过有些孩子却反而睡得更好。关于药物服用的种类、剂量和时间，因人而异，需要及时和医生沟通。

第四，心理方面的因素也会影响睡眠。比如不少 ADHD 孩子同时有焦虑、抑郁等症状，"剪不断，理还乱"的焦虑和担忧会让他们无法安静下来，难以进入睡眠状态。

第五，由于 ADHD 孩子行为上的挑战，如果没有父母智慧的帮助和引导，他们往往比较难以自然而然地养成健康的睡眠规律。这样就形成恶性循环：睡眠越困难，就越没规律；越没规律，睡眠就更困难。

● 如何帮助孩子拥有良好的睡眠？

不少临床经验显示，及时处理 ADHD 孩子的睡眠问题，他们表现出来的 ADHD 症状会减轻。ADHD 孩子如果有睡眠障碍等问题，越早干预和治疗越好。因为随着他们年龄的增长，一般睡眠方面的问题会越来越严重。比如，有 15% 的 ADHD 孩子饱受入睡困难（即入睡要超过 1 小时）的困扰，到了青少年时期，这个比例会上升到 50%。这些数据是非 ADHD 孩子和青少年的两倍。

1. 建立正确的认知

一直被孩子睡眠所困扰的父母，首先需要建立对 ADHD 和睡眠有关联这一认知。

- 孩子入睡困扰并不是他故意而为，反而需要给孩子更多的关爱和理解。
- 心态上放轻松。既然这些 ADHD 孩子的睡眠本来就很有挑战，就以"尽力而为"的心态对待。如果无论如何努力，孩子的睡眠都没有改善，就让上床睡觉成为你和孩子的放松时刻，千万不要因为睡觉这个拉锯战而把亲子关系搞砸。事实上，如果父母主导的家庭氛围没那么焦虑，孩子放松了，睡眠可能反而会好起来。

2. 设定规律的上床时间和睡前程序

设定规律的上床时间和睡前程序对 ADHD 孩子至关重要。

ADHD 孩子一般需要更多的时间安静下来，进入睡眠状态。不少 ADHD 孩子可能需要 1 小时才能进入睡眠状态。这意味着上床睡觉前 1 小时不要安排比较剧烈、容易兴奋的活动。

比如提前 1 小时开始刷牙、洗脸或者冲个热水澡（泡热水澡有利于睡眠）等睡前程序；30 分钟后，再花 15 分钟做些放松的事情，例如亲子阅读，讲讲笑话；最后 15 分钟时孩子躺在床上，按摩按摩，聊聊当天发生的有趣的事情，可以说"我爱你"，拥抱，最后道晚安。

根据孩子的喜好和特点来安排睡前程序，并且让他们参与睡前程序的设计。一旦规定下来，请父母坚持按照固定时间和程序来实施，慢慢帮助孩子形成习惯，让孩子的身体和头脑都接受要睡觉这一信号。即使是周末和节假日，也尽量不要有例外，否则容易打乱慢慢建立的生物钟。

有不少 ADHD 孩子需要的睡眠时间比其他孩子少。所以在设定孩子的入睡时间时，需要根据孩子的自身状况来定。比如其他同龄孩子是晚上 9 点睡觉，而你的孩子可能是晚上 9 点半甚至晚上 10 点。让他们过早躺到床上反而会因睡不着而焦虑。

帮助孩子在固定时间睡觉，固定时间起床，避免白日时间的午休。

3. 使用奖励积分机制

一旦设定好睡前程序或作息规律，还可以设计奖励积分制度来激励孩子执行。比如准时刷牙洗漱，得 1 分，被动准时上床得 1 分，安静主动上床睡觉可以得 5 分。相应的积分意味着孩子可以得到一定的奖品，比如 6 分可能意味着第二天放学可以在小区外面多玩 15 分钟等。

设计的程序，一定要确认孩子有能力做得到。如果孩子某次没有做到，不要说教，而是安静告诉他下次做好依然有机会得到奖励积分。

4. 创造适宜的睡眠环境

卧室最好就只具备睡觉的功能，尽量避免让孩子在卧室做作业、看电视或玩电子游戏等。

卧室的温度、床具寝具和睡衣等对孩子的睡眠也很重要。有些孩子可能需要被重一些的被褥包裹，或者抱着毛绒动物玩具入睡；有些孩子喜欢睡觉时有背景音乐，有的喜欢完全安静（不少睡眠软件里有各种音乐和声音供选择，还有深呼吸和肌肉放松等方法都可以参考）；卧室温度一般最好偏冷一点，18℃左右比较容易入睡。

5. 提前关掉所有电子设备

睡前一小时关掉电视、平板电脑、手机和电脑等电子设备。

6. 规律的运动

鼓励和支持孩子做各种运动。至于运动的类型，只要孩子喜欢，比较容易每天坚持，达到锻炼身体的目的就可以。多运动，睡眠就好。当然，睡觉前 3 小时尽量不要进行激烈运动。

7. 避免睡觉前吃令人兴奋的食物

尽量避免睡觉前 2~3 小时进食，尤其是含咖啡因和糖的食物。如果孩子肚子饿需要一些零食，可以为他预备热牛奶和咸味饼干等利于睡眠的食物。

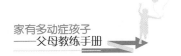

8. 舒缓情绪

睡前的情绪状态也会直接影响孩子的睡眠。虽然孩子的情绪并不都可控，但是尽可能在他睡觉前营造良好的家庭氛围，消减白天在幼儿园或学校的压力，避免碰触孩子的情绪按钮，让他能够在放松安静的状态下入睡。

大一些的孩子也可以写睡前日记，比如记录睡眠的困扰、睡前的程序、解决睡眠问题的方案等。也可以写下每天值得感恩的三件事情。总之，睡前保持比较积极的心态和愉悦的情绪会很有帮助。

9. 咨询医生

记录孩子的睡眠状况，包括什么时候入睡、睡眠时间、睡眠质量、起床时间和白天的精神状态。咨询医生的建议，包括服用的 ADHD 药物对睡眠的可能影响。

成人的安眠药不能用于孩子。褪黑素，即非处方的调节生物钟的激素，作为帮助孩子睡眠的一种选择，最好在咨询医生的前提下使用。人们常常使用褪黑素来帮助倒时差。一些研究报告显示褪黑素可以帮助入睡困难的 ADHD 孩子尽快入睡，但也有一些报告提到褪黑素的副作用，包括夜里醒来和部分儿童白天嗜睡的问题。另外，儿童长期使用褪黑素的安全性也有待研究。如果孩子服用褪黑素，通常以 0.5 毫克剂量开始，剂量可以调整到 3~5 毫克，并在睡前 1 小时服用。

10. 帮助孩子规划好作业

随着孩子年龄的增长，学校作业的压力与日俱增。由于 ADHD 孩子在做作业上的挑战，是熬夜完成作业还是保证充足的睡眠，这个问题常常让父母和孩子处于两难之中。如果权衡之后，父母认为孩子处于成长时期，充足的睡眠更重要，那么父母需要帮助孩子做好计划，训练他如何更有效地完成作业。

事先规定睡觉时间，如果孩子在该时间前，无论如何努力都无法完成作业，就需要与学校沟通，减少作业量。特别是进入小学中年级以后的孩子，作业压力越来越大，的确需要家庭和学校好好沟通，共同努力来帮助孩子健康成长。

有睡眠问题的 ADHD 孩子的父母，往往也是一群身心交瘁，缺觉的群体。所以特别需要父母也照顾好自己！

训练要点

◆和孩子一起讨论睡眠对生活与学习的影响。

◆引导孩子合理安排时间，养成定时作息习惯。

实操工具

💡 制订我的睡前程序

观察，并和孩子讨论摸索适合他们的睡前程序。

对于小一些的孩子，睡前程序可以画出来贴在显眼的地方；对于青少年，鼓励他们睡前1小时或者半小时关掉电子设备。

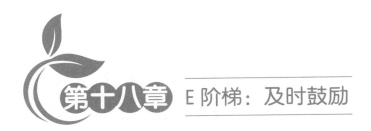

第十八章　E 阶梯：及时鼓励

　　父母都渴望学习欣赏和及时鼓励，为孩子创造成功积极的人生体验。这离不开培养成长型思维，建立正确的自我认知。

　　由于受"孩子是夸出来的"这句话的影响，许多父母很注意夸奖孩子。ADHD 孩子长期受负面环境的影响，需要被肯定和鼓励，不过，一定要避免陷入固定型思维夸奖模式。常常有意识地去欣赏孩子做事过程中的努力，让鼓励成为习惯，培养孩子的成长型思维。

➲ 别再说"你真棒"了！

　　现在社会上流行"好孩子是夸出来的"这种说法，于是"你真棒"成了许多父母夸奖孩子的口头禅。可是，不少父母很快发现，孩子好像并不买账。"你真棒""我为你感到骄傲""你真行"等夸奖的话语似乎对强化孩子的正向行为并没有多少帮助。

　　仔细观察，会发现很多"你真棒"式的夸奖模式，往往直接指向人本身聪明与否，或者结果的好与坏。

　　美国斯坦福大学的卡罗尔·德韦克教授在研究儿童如何应对挑战和困难时，发现给孩子稍微超出他们年龄范围的挑战，孩子会出现两种反应：

有些孩子表现得很积极，因为他们认为这是一个拓展自己能力的机会；而另外一些孩子却表现得比较悲观，不愿意努力尝试。

如第十一章所述，德韦克教授在《终身成长：重新定义成功的思维模式》中提出人的思维模式分为两种：固定型思维和成长型思维。表现得积极的孩子属于成长型思维，表现得悲观的则属于固定型思维。

哈佛大学的施皮茨尔（Spitzer）教授研究脑部成像显示，每一次挑战大脑舒适区的极限，学习一些新的和有难度的东西，大脑神经元就会发展出新的连接，人会变得越来越聪明。因为脑部神经具有可塑性，具有成长型思维的人在不断进取中潜力会得到充分发挥，而固定型思维的人却容易早早止步，潜力难以充分发挥。

许多ADHD孩子小时候被父母夸"很棒""很聪明"，一方面，他们容易在这种固定型思维的影响下，止步不前，不愿意接受挑战。因为接受挑战就意味着有失败的可能，"我很棒"就会受到威胁和质疑。另一方面，随着学业压力越来越大，执行功能不足会造成他们在学业上的困难，他们越来越疑惑自己是否真的"很棒""很聪明"，这很容易导致他们否定自我价值。

如何夸奖才能培养孩子的成长型思维？

德韦克教授强调，我们不是要培养出一心想考100分、需要被外部不断认可的孩子，而是要帮助孩子发展出成长型思维。对于ADHD孩子，他们非常需要鼓励和被肯定。所以，正确的夸奖应该遵循成长型的思维模式。

1. 鼓励孩子挑战

夸奖努力和过程，鼓励孩子去挑战、去发挥优势和潜力，而不是关注"聪明"和结果。

- "妈妈注意到你这两天做作业很认真，难怪老师今天专门给我发消息，说你课堂测验有进步！"

- "很欣赏你这么累还坚持练琴！"

- "爸爸听妈妈讲，你最近写作业找到新方法了，写得又快又好，说说你是怎么想到的？"

2. 制造成功体验，激发孩子挑战的勇气

很多时候，孩子在一个点上的成功体验，会点燃其他方面的信心，唤起他们的斗志。

- 聪聪喜欢做饭，他周末独立给全家做了早餐。面对家人的夸奖，聪聪很开心，自告奋勇还要再做一次晚餐。

- 文文英语口语还不错，班上有英语演讲，妈妈极力鼓励她参加，并帮助她准备演讲。最后，文文演讲得了班级第一名。从那以后，文文燃起了学习的热情。

3. 鼓励要及时，并且要增加频次

ADHD孩子的延迟满足能力比较差，持续专注和坚持目标的能力都比较弱，鼓励和奖励一定要及时，频率也要增加。

比如，昊昊做作业启动慢，好不容易开始做了，又常常分心。妈妈和昊昊商量将作业任务拆分成小任务，学习20分钟休息2分钟。当昊昊完成20分钟的学习，妈妈就在墙上给他贴一个贴纸。有时候，妈妈注意到

他不到 20 分钟就坐不住了，就会在旁边鼓励："我很欣赏你的认真，都坚持 15 分钟了，加油，还有 5 分钟就可以休息了。"遇到难度比较大的作业，比如数学，就改为每 15 分钟休息 2 分钟。

4. 正向奖励多于管教

ADHD 人群需要更多的正向奖励。他们本身收到的负面评价已经不少了，需要多些正向关注和奖励引导，激发他们去面对挑战。比如，作业可能没有做完，但是他们在做作业过程中的努力可能有可圈可点之处；遇到作业不会做或者时间不够而急哭的时候，可以欣赏他们在这件事上表现出的上进心和责任心。

ADHD 孩子需要多夸。不过，夸奖也需要有智慧，用成长型思维的方式来鼓励孩子才是正确的。

训练要点

◆ 用成长型思维的全新视角去看待孩子，人生不设限。

◆ 在日常生活中有意识地运用成长型思维去鼓励和肯定孩子。

实操工具

♡ 我们家的成长型思维 VS. 固定型思维

观察家庭中有哪些常常使用的固定型思维语言和行为模式，并罗列出来。转换为成长型思维语言和行为模式。

固定型思维	成长型思维
你真棒!	
我很笨!	
我不擅长数学	
你考这样的成绩，以后怎么办？！	

注：①可以以一天或者周末两天为单位，让每个家庭成员都罗列一些大家的口头禅和常用语。

②然后头脑风暴，一起想想以后该如何说。

③将这些话/行为都写出来，贴在醒目的地方，大家彼此提醒。

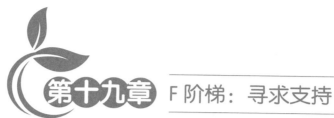

第十九章 F阶梯：寻求支持

永远不要孤军奋战，积极在家庭成员、学校和专业机构中寻求支持和帮助。

ADHD对多数孩子来讲是伴随一生的，这就意味着帮助ADHD孩子的过程存在长期性和复杂性。所以，对于每个有ADHD孩子的家庭来说，最后需要上到F阶梯，组建支持团队，才能保证在养育ADHD孩子的过程中持久笃定地用全新的视角来看待孩子，发掘孩子的优势，训练孩子的执行功能。

因为，在一起才有力量！

每当开学季，目前有超过2000名家长的惠之妈妈朋友圈总会炸开锅：引爆点在于孩子的种种行为和情绪——

被老师投诉	情绪失控	行为退缩
拒绝上学	对立违抗	沉迷网络
作业完不成	畏难	……
过度使用平板电脑	挫败	

父母之所以会有这些情绪，原因往往在于认定这些行为：准时上学、上课安静听讲、按时完成作业、友好与同学相处、按父母要求做事等，对自己的孩子来讲，应该是小事一桩。

父母对孩子这些不良行为的潜意识解读是，孩子不认真、不努力、不懂事、不理解父母的良苦用心……

恰恰相反，当孩子出现这样的行为和负面情绪时，他在传递三个重要信息：

- 我做不到！

- 我需要理解和爱！

- 我需要帮助！

为什么做不到？对于很多孩子，尤其是分心多动的孩子来讲，往往是因为执行功能不足，不是他们不想做，而是缺乏相关的执行功能，所以做不到！这种肉眼看不见的执行功能不足，往往会让这些孩子饱受误解。

他们的需要，不仅父母和老师看不到，他们自己也不知道。这些原本阳光的孩子，如果长期得不到有效帮助，这些问题行为和负面情绪只会加剧，不仅影响学习状态，也会影响身心健康。

◯ 行为问题和负面情绪与大脑的应激反应

孩子有这些表现，往往是因为在压力环境下，他们的大脑处于应激的状态，从而出现敏感、易怒、逃避、反应迟钝和退缩等问题行为和负面情绪。

请记住，对于压力等危险信号的识别，是非常主观的。孩子识别出的压力，父母可能并不认同。

在现今的教育体系和学习环境下，许多执行功能不足、分心多动，或者有学习障碍的孩子无时无刻不处于各种压力/危险环境下：

- 挨批——因为分心、多动，课堂上坐不住；

- 挨骂——因为书写有障碍，写字慢/差；

- 被同学孤立——因为冲动，说话不过脑子；

- 被罚——因为工作记忆不足，丢三落四；

- 被说教——因为组织管理不足，书桌一片混乱；

- 被羞辱——因为处理速度慢，考试时做不完题，成绩在班上排倒数；

- 父母为如何管教而发生冲突——因为孩子任务启动慢，东摇西晃，不做作业。

如第十六章所述，当孩子识别到这些压力危险信号时，孩子的理性大脑被情绪大脑劫持，就如处于网络的离线状态，失去理性认知和相应的执行能力。经过情绪大脑本能快速地识别，立即处于应激状态，进入"战斗—逃跑—僵住"的反应模式。于是，问题行为与负面情绪接踵而来。

如果孩子长期处在压力情况下，大脑会把所有的能量放在情绪大脑所掌控的基本应激反应下。按照脑部神经发育的"用进废退"原则，情绪大脑的神经连接会持续强化，越来越敏感，越来越容易被激发。而主要负责认知和执行功能的理性大脑却得不到训练和强化。

⊘ 大脑长期处于应激反应状态与精神和人格障碍的关联

布鲁斯·佩里（Bruce Perry）博士是专门研究童年创伤的专家。通过长期对童年创伤人群的研究，他指出那些童年时期遭受心灵创伤的孩子，如果不能得到及时救助，往往会产生精神障碍或人格障碍。儿童时期正是大脑高速发育的时期，因为儿时经历的恐惧、虐待、创伤和被忽视直接影响大脑（理性大脑）发育，从而影响孩子成年后的性格和行为。

要说明一下：这里所说的压力一定是长期而负面的。生活中难免有压力，佩里博士指出，适当的压力，即可预见的、中低度的、可控的和短期的压力，一定程度上可以帮助人们发展出抗挫力、韧性和复原力。

专注于 ADHD 和学习障碍领域研究的临床神经心理学家杰罗姆·舒尔茨（Jerome Schultz）博士，在提到 ADHD 和学习障碍孩子时指出：这些孩子长期面对的来自学校、家庭和社会的各种压力，犹如看不见的慢性创伤。他们和佩里博士谈到的童年长期遭受心灵创伤的孩子一样，理性大脑得不到训练和强化。

这也解释了为什么 ADHD 和有学习障碍的孩子，如果得不到理解和有效的帮助和支持，理性大脑长期被情绪大脑劫持，就会成为行为障碍和情绪障碍的高风险人群。

➲ 问题的解决—— 组建支持团队

孩子能否在身体、情绪或心理方面走出创伤，正如佩里博士所说：取决于他们身边的人——特别是他们能够信赖和依靠的成年人，能否在他们身边给予爱、支持和鼓励。

与许多研究 ADHD 和学习障碍领域的权威专家的观点一样，杰罗姆·舒尔茨博士指出，学校和父母如何在孩子这些行为问题和情绪上，看到孩子被理解的需要、对爱和支持的需要，是他们身心能够健康成长的关键。

养育 ADHD 孩子，对父母一定是非常有挑战的。在这个过程中，不仅需要父母自身的成长，更需要团队作战，需要家庭、学校和社会整体环境的支持。父母一定不要单打独斗，而是要寻找各种支持，组建一个支持团队。

1. 在家里，全家总动员建立支持团队

如果你现在还是独自一人在努力，那么你的配偶就是第一个你需要争取加入支持团队的人选。夫妻同心协力非常重要。

如果是单亲家庭，那么你的父母或者兄弟姐妹，可能是你需要争取支持的对象。

家庭是一个整体系统，其中一个子系统出问题，只有团队作战才能更快速有效地处理。将 ADHD 症状呈现出的问题与孩子本身分开，可以将问题视为怪兽，全家一起来想办法打怪兽。

2. 在学校，争取老师成为支持团队的一员

在学校，无论孩子发生什么事情，都坚决与孩子站在一起。因为父母和孩子是并肩作战的战友。在一起，并不意味着支持孩子的行为问题；而是表明无条件爱孩子，愿意和孩子一起来应对困难，解决问题。

父母主动与老师积极沟通，将老师纳入支持团队的行列。不是敌我双方，而是同为帮助孩子的支持团队的成员。

当然，父母需要体谅老师的辛苦，积极为老师出谋划策，而不是将问题推给老师，责怪老师。

3. 寻求外部和专业资源的支持

外部资源不一定是与 ADHD 相关的专业机构。周围的亲戚朋友、专业课老师、托管班以及家政公司等都可以作为外部资源。

- 亲戚朋友。他们不一定懂 ADHD，只要有爱心和同理心，就可以在你忙得不可开交的时候，帮忙照顾孩子；或者在你心情不好的时候，他们可以提供一些抚慰。

- 专业课老师和托管班。在孩子学科成绩跟不上，或者做作业需要辅导的时候，这些资源也是备选。当然，父母需要考察这些老师的资质，事先沟通，提出一些个性化要求。

- 家政公司。家务活往往是家庭不小的负担。如果养育孩子已经让你筋疲力尽，看看是否可以把家务活交给家政公司来定期打理。

关于如何选择 ADHD 相关的专业资源，请阅读"治疗篇"中的"专业支持系统"部分。

训练要点

◆持续练习用优势模式看待孩子，用系统思维，即寻求家庭、学校和专业机构的合作来帮助孩子。

◆将支持团队的理念传递给孩子；在孩子离开父母走向社会后，也有意识地去寻求团队支持。

实操工具

💡 **我家目前对孩子帮助方案的评估**

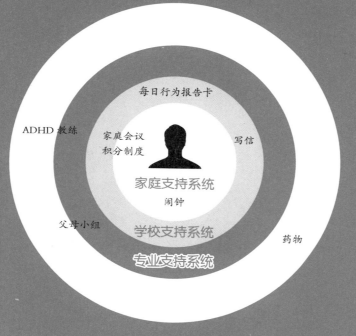

按照整全系统方案，对你家目前的方案进行梳理和评估。

1. 针对这三个系统，你目前在运用的有哪些？

2. 哪些是有效的，适合孩子的？请继续坚持。

任何方案的确定和实施都需要一定时间，所以正确的方法很重要，包括对时间、精力、金钱和孩子配合度的考量。关系永远第一。

3. 哪些是无效的？请停止使用。

附录 Appendix

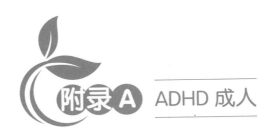

附录 **A** ADHD 成人

ADHD 成人顺利发展的因素

ADHD 人士，是一群被兴趣、爱好、热情驱使的人。

ADHD 人群一旦被接纳和支持，找到自己的兴趣爱好，可能就是这样的：

"举止坦率自然、落落大方、富有想象力和好奇心，能够跳出框架思维；思考多元独特，对直觉较敏感，能深入问题核心；坚持自己的想法，特立独行；具有高度创造力、追求创新、热心助人、富有正义感和幽默感、活泼开朗；勇于冒险、韧性十足、有源源不绝的活力；有兴趣时非常能够坚持，具有批判性思维。"

不过，对于执行功能不足的 ADHD 孩子，无论是周围的亲人和朋友、孩子的父母和老师，还是 ADHD 孩子本人，这些正向特征往往被当前的各种学习问题所掩盖。ADHD 孩子的父母身陷在每天解决不完的问题当中。

父母常常会问：ADHD 孩子会有美好的明天吗？

回答非常肯定：当然有！这就要看他们以后的职业是否与兴趣、热情和优势匹配。

➲ 什么是对 ADHD 人士友好的职业?

ADHD 权威专家巴克利博士在为爱到底家庭支持中心录制的成人 ADHD 讲座中, 特别强调要引导 ADHD 人士去选择能充分发挥兴趣爱好和天赋的工作!

ADHD 成人擅长跳出框架思维的工作。非传统的事务比如体育运动、销售、创业、互联网行业、策划、旅行等, 这些都是 ADHD 人士更能发挥天赋的领域, 这些方面具备的才华让他们更容易成功。

当然, 那些容许表现冲动和表达情感的工作也适合他们, 从事戏剧和表演行业, 比如跳舞, 在这些职业上 ADHD 成人会做得比其他职业更好。

ADHD 成人通常更有创造力, 处在相同的智商水平, 他们往往比非 ADHD 人群能想出更多主意和不同寻常的想法。比如, 让他们成为广告创意团队的一员, 发挥他们的创造力。

巴克利博士提到了一些符合 ADHD 人士行为模式的职业。

1. 刺激、有趣、有强度

如急救医生、消防员、警察、军队士兵。

2. 动手操作多

如木匠、水管工、电工、园林设计师、泥瓦匠、修车工。

3. 经常跑动

如上门推销员、电视台摄像师。

4. 有灵活的上下班时间（因为 ADHD 人士专注的时间往往是下午和晚上）

如自由职业、自雇人士。

5. 在工作中能和他人互动

如销售。

6. 有结构性的，有监督的

如军队士兵、项目经理、律师。

ADHD 人士需要避免的择业雷区是要求久坐不动的工作，比如：项目长期规划、制订计划、文书工作等。

细数如今的 ADHD 名人或者我周围工作比较优秀的 ADHD 人士，都是兴趣、热情、优势和职业结合得比较理想的。这些职业还往往符合他们的行为模式，巧妙避开了一些职业雷区。

◯ 以终为始来构建对孩子的支持系统

既然 ADHD 人士有这么多正向特征，有这么多他们擅长的职业，那么，作为父母不妨以终为始，从现在开始构建对孩子接纳和支持的生态系统。父母现在为孩子所做的一切，一定要以终点为指向，即养育的目标是什么。如果父母希望将孩子培养成为对社会有益的人，那么孩子以后所从事的职业就是为社会做贡献的渠道。

你需要——

- 作为孩子的伯乐，常常去挖掘、关注和引导正向积极的特质：孩子的优势在哪里？这个优势往往和他们的天赋、兴趣和热情相关联，也极可能成为他们以后职业的风向标。

- 作为孩子的教练，针对性地帮助孩子调动积极性，训练孩子掌握一些技能（执行功能）来充分发挥他的这些优势。为孩子提供能够发挥优势的空间和机会，学校的学习一定不是孩子生活的全部。
- 作为孩子的啦啦队队长，随时抓住孩子展示出来的任何进步或者特质来庆祝。这群孩子特别需要鼓励，尤其是在学业的各种压力下。

◯ ADHD 与职业选择

汽车修理行业牛人

在"分心多动专家说·午餐直播间"*里，正在进行第六季第十集的现场嘉宾采访：A 娃爸爸不一样的育儿智慧。现场一位家有 ADHD 孩子的爸爸：小丸子爸爸，正在侃侃而谈和妈妈们不一样的育儿态度、方法和技巧。

"一开学，老师就把我们夫妻俩叫到了学校，我还以为是开家长会。到了学校才发现只有我和妻子。老师播放了一段小丸子在学校课间表现的录像：女儿不遵守学校规定，课间时间玩遍了几个高年级区域的设施，却忘了上课。妻子看到这一幕就哭了。而我的第一反应却是，这很正常啊，这不就是我小时候的样子吗？"

----

* "分心多动专家说·午餐直播间" 是惠之老师主持的针对 ADHD 人群的访谈直播节目。该节目从 2020 年 3 月开始每周五不间断更新。内容包括解读 ADHD 的诊断、治疗和执行功能训练以及 ADHD 人群的真实故事。本书中"午餐直播间"的嘉宾分享，均为真实案例，已取得嘉宾授权。

小丸子爸爸神色平静地继续讲述着："我小时候就是这样，玩滑梯，玩起来听不到上课铃声。小丸子妈妈看着孩子的成绩很焦虑。我觉得没什么可焦虑的。看看小丸子的表现，再看看 ADHD 的特征，我肯定也有 ADHD。你看我，现在不是发展得挺好吗？"

小丸子爸爸是著名汽车维修专家，汽车修理行业里妥妥的牛人：

- 北京 1039 交通服务热线长期特邀汽车专家
- 山东省交通广播特邀汽修专家
- 东莞交通广播特邀汽修专家
- 中国汽车诊断师大赛裁判长
- 2012 年交通部颁发"汽车工程师考官证书"并参与授课
- 2013 年北京电视台《法治进行时》特邀的汽车专家
- 2016 年至今，担任《汽车维修与保养》杂志专家门诊专栏主持专家、本刊编委会委员
- 2010 年创建北京邵青汽车服务有限公司

"我 18 岁进入汽车行业，一干就是 22 年。兴趣是最好的老师！别人把修理汽车当成工作看待，对我而言却是兴趣爱好，业余时间都在看汽车杂志，琢磨汽车，像玩游戏一样着迷。"

2003 年，市面很火的某品牌车频繁出故障，故障的原因和一个零配件有关。他问同伴，为什么总是要这样按程序修，每次修的结果却都是有问题的。同伴说，这是严格按照厂家建议操作的。但小丸子爸爸觉得不对劲。最后，他发现这是设计上的缺陷，需要更新换代。

他将自己的改进设计报告该汽车品牌总部，为此获得了技术创新奖。

因为这股闯劲，他 23 岁主动争取 4S 店的技术总监职位并成功任职。在他看来什么事情都可以边学边干，没什么可怕的。

小丸子爸爸身上有满满的 ADHD 人士的正向特征：跳出框架思维、敢想敢干、对有兴趣的事情能坚持并有很强的学习能力、不怕失败、积极乐观。

不过，执行功能不足给他的工作和生活带来的挑战同样也非常真实。

生活中，妻子评价其生活能力差，开车回家错过家门，衣服穿反浑然不知……有一年秋天，他连续几天穿着同样是黑色，却高低不一的一只单皮鞋，一只棉皮鞋，每天瘸腿走路，直到脚有点疼。他琢磨着脚出了什么问题，却从来没有注意到自己穿的压根儿就不是一双鞋，直到小丸子妈妈清理鞋柜发现里面有两只鞋不配对。

在工作中，他会说错话，打开电脑被弹出的广告吸引而忘记写报告，身为技术总监当领导来检查时却还什么都没准备……

小丸子爸爸谈到自己为什么能事业成功并且家庭幸福时，提出了非常重要的一点：团队合作，扬长避短。

"我执行力弱，那么我就去布置任务，而不是执行任务。像我这样的人，创业做老板挺合适的。我的合伙人执行力都很强，我只要出策略，把分工分钱的事情做好，其他让别人去做。"

"在家里，做家务、辅导孩子作业方面不行，我就陪孩子玩。

小丸子作业写不完，我觉得大不了就不写，不要太难为自己。"

　　作为 ADHD 爸爸，面对被诊断为 ADHD 的小丸子，他认为："我更注重孩子健康成长，知识这块，不用什么都学。小丸子喜欢乐高，玩机器人无师自通，知识面很广，喜欢数学机械方面，以后我会按照她的兴趣来培养她。"

　　在"分心多动专家说·午餐直播间"里，常常能遇到小 A 背后的大 A 故事，即，因为孩子被诊断为 ADHD 而发现自己或者配偶是未得到诊断的 ADHD 人士。而不少 ADHD 成人，家庭和事业的发展都还不错。

　　ADHD 权威专家布朗博士在《跳出框架》（*Outside the Box*）这本书中，谈到有些 ADHD 孩子长大以后发展比较顺利的影响因素，包括：

- 生理发育：20%~30% 的 ADHD 孩子成年后，脑部发育与非 ADHD 无异；
- 关系支持：有稳定持续的人际关系方面的支持，包括家庭成员、老师、导师、朋友，或者专业教练、咨询师等，提供持续的帮助指导和鼓励；
- 兴趣发挥：找到和他们兴趣和技能相符的工作，从而事业成功；
- 同伴搭配：有事业伙伴或生活伴侣能够彼此搭配，扬长避短；
- 管理技能：发展出一些自我管理技能来弥补内在执行功能的不足；
- 有效治疗：正确的诊断和有效的治疗方案。

　　我在"午餐直播间"接触到的事业、家庭发展都不错的 ADHD 成人，通常第一点不满足（因为执行功能的各方面不足仍然显而易见），最后一点大多也不成立（因为有 ADHD 孩子，自己的 ADHD 才浮出水面），其他因素基本都满足。

　　小丸子的爷爷，看到儿子对机械汽车的狂热，毅然送 18 岁的儿子去汽车修理店当学徒，小丸子爸爸在那里找到了自己一生的兴趣所在，工作成了他的兴趣和爱好；目前的事业伙伴和妻子都非常了解他的长处和短板，使他能够扬长避短；勤奋好学，对自我的认知正确，让他发展出一些技能来弥补执行功能不足，比如以前容易说错话，现在已经慢慢发展出自我觉察能力，加上乐观、热情、幽默的个性，现在他的朋友很多。

　　杨太太是国内极少数可以直接用英语为外籍人士提供刑事法律帮助和刑事辩护的律师之一，微信公众号"杨太太的成长日记"作者。她在"午餐直播间"的采访中，讲述自己成长中的种种笑话的同时，特别强调父母对自己从小到大的包容和鼓励，以及杨先生如何帮助自己启动和应对资格考试的复习准备。当然，她一路走来，兴趣和喜爱挑战的导向非常明显。

　　温老师在儿子上小学遭遇学校频频投诉后，带儿子去医院做诊断，结果确诊为 ADHD。很快，温老师意识到自己也有 ADHD。一直困扰她的拖延、丢三落四、冲动、情绪起伏等问题终于找到了原因。身为企业高管的她，突然明白为什么自己比较擅长领导——因为自己执行功能弱，难以执行交办的任务。但是她有创意、有激情、直觉强并且主动，可以"发号施令"。她庆幸自己有一个执行功能强的老公，两人分工合作，彼此搭配。

欣然是某大型电信企业的项目总监。因为前两年的一天听到锤子科技创始人罗永浩讲述被诊断为 ADHD 的过程，随即前往北医六院做诊断。顿时，她以往的各种困扰突然有了答案。回顾职业生涯，虽然不是一帆风顺，但她几次都遇到了合适的组织——强有力的支持团队，以及高度吻合自己的兴趣特长（冒险、挑战和有趣）。被诊断为 ADHD 后，欣然决定服药，第一天服药便带来从未有过的工作高效率，将一些拖延了两年的事情在一天内就做完。经过几年的摸索，目前她已经能够与 ADHD 和谐相处，找到了适合自己的工作和生活模式，接受了自己的与众不同，并努力帮助存在同样困惑的伙伴。

虽然，当今整个社会对 ADHD 还比较缺乏正确认知和相应支持，并且目前的教育体系对执行功能较弱的 ADHD 孩子来说也不太友好。不过，布朗博士提出的 ADHD 人士成功的几个影响因素，对 ADHD 孩子的父母是非常好的提醒。

ADHD 成人如何才能从拖延和半途而废中走出来

朱莉的故事

朱莉，和丈夫挤在破旧的小公寓里。作为一名政府机构中普普通通的职员，朱莉每天朝九晚五，在小格子间里接听各色人的投诉或者求助电话。这份烦琐而单调的工作，让她窒息。

闺蜜聚会时，其他人都是职场精英，风光无限，高谈阔论；自己则是默默无闻的小职员，连话都插不上一句。更可气的是，其中一个闺蜜——一位知名策划编辑，还要将朱莉快 30 岁都郁郁不得志的经历写成故事。

朱莉焦虑又失落，在城市的茫茫人海中失去了自我。

这是根据真实故事改编的电影《朱莉与朱莉娅》（*Julie & Julia*）的情节。影片讲述了两个生活在不同年代的女人，朱莉和朱莉娅，如何因美食而改变人生的故事。

在电影中，朱莉告诉丈夫："我有注意力缺乏障碍，你不知道吗？"

朱莉，属于不多动的多动症。

朱莉告诉丈夫："事实上，我总是半途而废，从来就没有完成过一件事情……"

- 朱莉想写小说，写到一半就扔在一边；

- 朱莉面对压力时情绪脆弱暴躁，不能容忍失败；

- 当尝试做美食，有一些不如意时，她会大喊大叫，当场崩溃，
认为自己是不折不扣的失败者；

- 当找到自己的乐趣，专心做事情时，她会为成功忽略周围的人，
不考虑别人的感受，以致气走一直支持包容她的丈夫……

不过，幸运的是，在朱莉郁郁不得志，徘徊在抑郁边缘时，在
丈夫的鼓励和支持下，她找到了自己的兴趣和热情所在——做美食、
写博客！！

本来做美食是朱莉为了抛开生活烦恼的一个放松的出口，没想
到在丈夫的鼓励下动了真格，继而一发不可收拾。

朱莉很崇拜的朱莉娅，是一位将法式美食介绍给美国人的美食
家。朱莉从小就看朱莉娅的电视烹调节目。所以，在丈夫的鼓励下，
她决定将朱莉娅写的《掌握法式烹饪艺术》里的 524 道食谱，全部
做出来，并发布在博客上。

朱莉知道自己有 ADHD，为了不半途而废，她告诉丈夫，做这
件事一定要有时间期限，所以定了在 365 天内完成，还要每天更新
博客。

于是，她开始了每天这样的生活：白天上班，下班后采购食材，
认真按照食谱做菜，并记录在博客上。一年要完成 524 份食谱，压
力真不小，过程中她遇到了各种挑战和挫折，不过，最后的结局是
朱莉找到了幸福和爱的真谛。

朱莉的故事发生翻转，也印证了 ADHD 人士拥有丰盛人生的诸多要素：

- 是否发挥一个人的特点优势和兴趣热情？

- 是否有明确的目标？

- 是否有支持的团队？

- 是否找到应对执行功能不足的方法和技巧？

- 是否有爱的关系、信念和挑战自己的勇气？

如果你在生活中有很多不如意，比如，做什么事情都半途而废、拖延或者情绪容易失控等，这部电影很有治愈功效。

如果你在看电影之余，还对 ADHD 成人到底适合哪些职业感兴趣，一定要再看一下前文关于 ADHD 成人择业原则的内容。如果《朱莉与朱莉娅》中的朱莉早点了解这一点，她就不会选择单调烦琐的职员工作，多受几年的苦了。

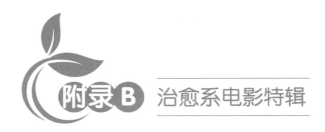

附录B 治愈系电影特辑

无论父母还是孩子，都很容易为生活中的点滴小事而困扰，难以从更广阔的视角来看待事物。而电影，则可以在短短两小时左右的时间里，向我们展示可能要用一生才能经历、体会的人生功课。

➲ 焦虑女孩与《奇迹男孩》

9岁的女孩安，因焦虑不想上学而主动求助。根据安和她父母的描述，安的身体最近几个月开始发育，手臂上的体毛突然变得比较明显，于是她开始担心被别的同学看到后遭到嘲笑。无论天气如何她一定要将手臂遮得严严实实，而且每天早上她起床很困难，总是找理由不想去上学。这个家庭看起来彼此关系不错，父母对孩子都很关心。父母不理解女儿为什么会这样，安的姐姐也劝说妹妹不要管别人怎么看。

家庭治疗师鼓励每周治疗时全家（安、安的父母、姐姐、妹妹和弟弟）一起来。通过一些游戏和互动，治疗师帮助他们发现、建立和巩固符合他们家庭特色的成员之间的关系和传统，增强彼此的理解和支持，从而为安建立正向积极的家庭支持系统。

在每次治疗的时间里，除了家庭时间，也设立了治疗师和安的独处时间。通过互动游戏和聊天，治疗师帮助安发现自己的优势和独特之处，引导她正确看待和解决困惑的问题。

一切看起来都进行得还不错，但安的焦虑依旧，虽然许多道理她仿佛都明白，也常常对治疗师说她很感动：因为爸爸妈妈都很爱她，全家都支持她。在这个过程中，治疗师发现安有一些注意力缺乏为主导的 ADHD 症状，并指导父母去训练她。过了一段时间，父母告诉治疗师，安很多次周末在户外可以大胆穿短袖了，但是在学校却不行，仍然焦虑。

有一次，安的姐姐告诉治疗师，他们全家一起看了刚上映的《奇迹男孩》。全家热烈地讨论这个电影——天生有面部缺陷的小男孩奥吉如何找到自信的故事，这给安带来了很大触动。在以后的治疗时间里，治疗师会时不时用《奇迹男孩》里的人物故事来与安和她的家人讨论、互动。

暑假到了，安全家人一起自驾出游。当治疗师再见到安和她的家人时，已经是在安上学一周后。父母告诉治疗师安现在状态不错，穿短袖去学校已经没有问题了，而且早上起床上学也不再是难事。治疗师问安是如何做到的，安很认真地告诉治疗师，《奇迹男孩》里的奥吉可以做到，她也可以。

➡ 饱受社交困扰的女孩与《马戏之王》

苏是一位 10 岁的高功能自闭症女孩。由于在情绪控制和社交方面饱受困扰，被妈妈带来求助。从苏 2 岁开始，妈妈就积极寻求专业帮助，对苏进行了语言等方面的训练，并且一直持续没有间断。所以苏的语言发展很好。苏的妈妈是单亲妈妈，被诊断为双相障碍（治疗中），童年和青少年时期经历了不少创伤，和自己的父亲关系紧张。妈妈对苏非常尽责，尽可能地训练和保护女儿。

苏每次来到治疗室都非常活泼好动，琢磨各种游戏并邀请治疗师一起玩。治疗师发现苏很擅长画画，所以很多时候会鼓励她通过画画来分享对周围环境，包括与父母、亲人和朋友之间的关系，以及对自己的认知、困惑和应对环境的方式。苏并不十分乐意主动分享和表达与家人、朋友的关系，但因为是用她擅长的画画方式，并且分享后可以选择喜欢的游戏，所以她每次都特别配合治疗师。

有一次，苏一到治疗室，就兴奋地告诉治疗师她最近看了一部非常喜欢的电影《马戏之王》（*The Greatest Showman*）。于是，苏和治疗师便开始了持续好几周关于《马戏之王》的各种话题和活动：制作人物关系图、绘制情节和人物线索图表、列电影歌曲清单、写歌曲歌词等。

苏的妈妈告诉治疗师，她在家也常常和苏一起听电影歌曲和讨论电影内容。苏特别喜欢电影里的一首歌曲：《这就是我》（*This Is Me*）。治疗师和苏一起唱/听这首歌，讨论苏有什么地方与众不同，如何看待自己和别人。

虽然后来由于一些其他原因，苏和她妈妈中断了治疗，但在最后一两次治疗的时间里，治疗师能感受到苏对自我开始有了比较正向的认知，在表达被同学误解的事情上多了些释然的态度。

⟹ 一起来看电影吧

生活中有很多难处和挑战。

父母会焦虑：

- 我的孩子什么时候能够像隔壁家小孩那样，又乖、成绩又好？

- 孩子被诊断为 ADHD，该怎么办？

- 为什么我的孩子一根筋，和小伙伴难以相处？

- 我的孩子总是被学校老师投诉，该怎么办？

孩子会困惑：

- 为什么我和别人不一样？

- 我常忘记东西，为什么他们总说我是故意的？

- 被别人排挤嘲笑，我不知道如何和其他人打交道？

- 如果我口吃、抽动，我就是坏孩子吗？

- 如果我长相和别人不一样，会有美好的人生吗？

一起来看看这些电影吧——

《驯龙高手》

《海底总动员 2：多莉去哪里了》

《X 加 Y，爱的方程式》

《国王的演讲》

《叫我第一名》

《奇迹男孩》

《自闭历程》

《马戏之王》

《小飞象》

《安德的游戏》

《小妇人》

《一条狗的使命》

《寻找梦幻岛》

《小鞋子》

《音乐之声》

《嗝嗝老师》

《火星救援》

看完电影后，建议家长和孩子一起讨论下面的问题：

- 电影中的主人公有什么特质？有什么优势？

- 电影中的主人公如何应对所面临的困难？

- 这部电影什么地方最打动你？你从中学到了什么？

参考资料

ADHD and Sleep【DB/OL】.

Beth Arky. *Do Sensory Processing Issues Get Better Over Time*【DB/OL】.

Beth Arky. *The Debate Over Sensory Processing*【DB/OL】.

Bruce D. Perry . *Maltreatment and the Developing Child: How Early Childhood Experience Shapes Child and Culture*【J/OL】. Margaret McCain Lecture Series. 2004 .

Build the Brains "Air Traffic Control" System: How Early Experiences Shape the Development of Executive Function【J/OL】Center on the Developing Child at Harvard University. 2011 .

Carol Brady. *The Power of Role-Play for Building Social Skills*【J/OL】.

Christine L. Mathews & Holly E.R.Morrell & Jon E. Molle. *Video Game Addiction, ADHD Symptomatology, and Video Game Reinforcement*【J/OL】. The American Journal of Drug and Alcohol Abuse, 06 Jun 2018 .

Chris Ziegler Dendy. *How Teachers Can Help Every Student Shine*【J/OL】. 2018 .

Clinical Practice Guideline for the Diagnosis, Evaluation, and Treatment of Attention-Deficit/Hyperactivity Disorder in Children and Adolescents【J】. Pediatrics October 2019, 144 (4) e20192528 .

Dawson, Peg, & Guare Richard. *Smart but Scattered*【M】. New York:The Guilford Press. 2009.

Devon Frye. *How to Treat the Symptoms of Dyslexia*【J/OL】2019.

Diagnostic and Statistical Manual of Mental Disorders, 5th Edition (*DSM-5*)【M】. Washington D.C.: American Psychiatric Association. 2013.

Edward M. Hallowell, & John J. Ratey. *Driven to Distraction*【M】. New York: Anchor Books. 2011.

Edward M. Hallowell, & Peter S. Jensen. *Super-parenting for ADD*【M】. New York: Ballantine Books. 2010.

Garry L.Landreth, & Sue C.Bratton. *Child Parent Relationship Therapy (CPRT)*【M】. Oxfordshire: Routledge. 2006.

Golan N, Shahar E, Ravid S, & Pillar G. *Sleep Disorders and Daytime Sleepiness in Children with Attention-Deficit/Hyperactive disorder*. Sleep【J/OL】. 2004 Mar 15;27(2):261-6.

Greene, Ross.*The Explosive Child*【M】. New York: Happer. 2014.

Jaksa, Peter. *The truth about your child's lying*【DB/OL】.

Janice Rodden. *How to Treat Sensory Processing Disorder*【J/OL】.

Jennifer Gay Summers. *Using a "Sensory Diet"to Get My Daughter(and Myself!)Through the Day*【J/OL】.

Jerome J. Schultz . *Nowhere to Hide*【M】. San Francisco: Jossey-Bass. 2011.

Jodi Sleeper-Triplett. *Empowering Youth with ADHD*【M】. Minneapolis: Specialty Press, Inc. 2010.

John J. Ratey, & Eric Hagerman. *Spark The Revolutionary New Science of Exercise and The Brain*【M】. Boston: Little,Brown and Company. 2008.

Joseph LeDoux. *The emotional Brain*【M】.New York: Simon & Schuster Paperbacks. 1996 .

Larry B. Silver. *Attention Deficit-Hyperactivity Disorder: Is It a Learning Disability or a Related Disorder?*【J/OL】PubMed. August 1, 1990.

Laura J. Stevens. *12 Effective Ways to Help Your ADD/ADHD Child*【M】. New York: Avery. 2000.

Larry Silver. *Raising Socially ADHD-ept Kids*【J/OL】.

Linda C. Neumann. *Why Do They Act That? A Researcher's View of Kids with ADHD.* Newsletter · March/April 2014.

Lindsey Biel , & Nancy Peske. *Raising a Sensory Smart Child*【M】. London: Penguin Books. 2009.

Michelle H. Zimmer. *Not Ready for Prime Time Policy Cautions against Using Sensory Processing Disorder as a Diagnosis*【J/OL】. AAP News volume 33 Number 6 June 2012 .

Mim Ochsenbein. *Is It Sensory Processing Disorder or ADHD?*【DB/OL】.

Mitchell J. Prinstein, Eric A. Youngstrom, Eric J.Mash, & Russell A. Barkley. *Treatment of Disorders in Childhood and Adolescence*【M】. Fourth Edition. New York : The Guilford Press. 2019 .

Nancy A. Ratey. *The Disorganized Mind*【M】. London: St. Martin's Griffin. 2008 .

Patrick Williams, & Diane S. Menendez. *Becoming A Professional Life Coach*

【M】. New York: A Norton Professional Book. 2015.

Peg Rosen. *The Difference Between Sensory Processing Issues and ADHD*
【DB/OL】.

Randy Kulman. *Technology and ADHD: Strategies and Tips for Parents*【DB/
OL】. 2013.

Roberto Olivardia. *The ADHD-Dyslexia Connection*【J/OL】.2020.

Russell A. Barkley. *Defiant Children*【M】. New York: The Guilford Press.
2013.

Russell A. Barkley. *Managing ADHD in School*【M】. Eau Claire: PESI
Publishing & Media PESI, Inc. 2016.

Russell A. Barkley. *Taking Charge of ADHD*【M】. New York: The Guilford
Press. 2013.

Sabine Doebel , & Yuko Munakata. *Group Influences on Engaging Self-control:
Children Delay Gratification and Value It More When Their In-Group
Delays and Their Out-Group Doesn' t*【R】. Psychological science April 6,
2018 .

Sensory processing disorder & ADHD: What to know【J/OL】. ADHD
Weekly 2016-12-22.

Shur-Fen Gau S. *Prevalence of Sleep Problems and Their Association with
Inattention/Hyperactivity among Children Aged 6-15 in Taiwan*【J/OL】.
J Sleep Res. 2006 Dec;15(4):403-14.

*Sleep and Alertness in Children with Attention-Deficit/Hyperactivity
Disorder: A Systematic Review of the Literature* . Sleep【J/OL】. 2006

Apr;29(4):504-11.

Sleep Problems May Point to ADHD【DB/OL】.

Sleep Solutions for Kid with ADHD【DB/OL】.

Stuart Shanker. *Self-Reg, How to Help Your Child (and you) Break the Stress Cycle and Successfully Engage with Life*【M】. London: Penguin Books. 2016.

Sydney Zentall. *ADHD and Education: Foundations, Characteristics, Methods, and Collaboration*【M】. London: Pearson . 2005.

Thomas E. Brown. *Outside the Box Rethinking ADD/ADHD in Children and Adults*【M】. Washington, D.C.: American Psychiatric Association Publishing. 2017.

Tze-Chun Tang, & Chih-Hung Ko . *The Association between Adult ADHD Symptoms and Internet Addiction among College Students: The Gender Difference*【J/OL】. CYBERPSYCHOLOGY & BEHAVIOR. Volume 12, Number 2, 2009.

The Secret of Power of Fidgets【DB/OL】.

Vincent J. Monastra. *Teaching Life Skills to Children and Teens with ADHD*【M】. Washington, D.C.: The American Psychological Association. 2016 .

William Dodson , & Ari Tuckman .*15 Ways to Disarm (and Understand) Explosive ADHD Emotions*【DB/OL】. 2016.

William Dodson. *Secrets of the ADHD Brain*【J/OL】. 2016 .

Wynchank D , Bijlenga D , Beekman AT , Kooij JJS , & Penninx Bw. *Adult*

Attention-Deficit/Hyperactivity Disorder (ADHD) and Insomnia: an Update of the Literature【J/OL】. Curr Psychiatry Rep. 2017 Oct 30;19(12):98.

14 Ways to Help Your Children with ADHD Make Friends【DB/OL】.

邓红珠，邹小兵. 2011 年版美国儿科学会《儿童青少年注意缺陷多动障碍诊断、评估和治疗临床实用指南》解读【J】. 中国实用儿科杂志 2012 年 2 月第 27 卷第 2 期.

韩新民，马融，雷爽，钱章玉. 中医儿科临床诊疗指南——儿童多动症（修订）【J】. 中医儿科杂志 2017 年 9 月.

Jorg W.Knoblauch，& Johannes Huger. 丰盛人生【M】. 南昌：江西人民出版社. 2005.

刘靖，郑毅.《中国注意缺陷多动障碍防治指南》第二版解读【J】. 中华精神科杂志 2016，49（3）：132-135.

美国精神医学学会编著，张道龙等译. 精神障碍诊断与统计手册（案头参考书）（第五版）【M】. 北京：北京大学出版社. 2020.

Russell A. Barkley，Authur L. Robin，& Christine M. Benton. 十步搞定叛逆青少年【M】. 北京：中国轻工业出版社. 2011.

Russell A. Barkley & Christine M. Benton. 如何养育叛逆孩子（第二版）【M】. 北京：中国轻工业出版社. 2019.

曾美惠. 我的孩子怎么会这样 —— 一种隐藏的障碍：谈感觉统合和治疗【J/OL】. 医学教育通讯第 28 期.